오늘부터 나는 최고의 컨디션

오늘부터 나는 최고의 컨디션

스즈키 유 지음 | 정세영 옮김

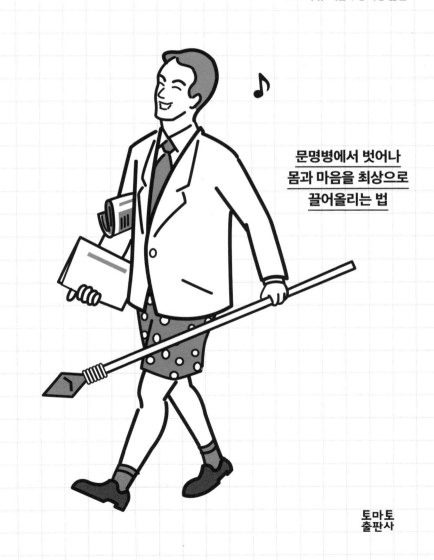

문명병에서 벗어나
몸과 마음을 최상으로
끌어올리는 법

토마토
출판사

이 책의 목적은
당신의 컨디션을 망가뜨리는
원인을 뿌리째 뽑아내어
당신이 타고난 기량을 마음껏
발휘할 수 있도록 돕는 것이다.

일러두기

- 책 말미에 미주로 실은 참고 자료는 원문에는 없고 저자의 블로그에만 실려 있어 역자가 해당 내용을 대신 옮겨 정리했다.
- 원서에 쓰인 화폐 단위 '엔(¥)'은 100엔당 1,000원으로 단순 환산하여 원화로 표기했다.

똑같이 컨디션이 나쁘다고 해도 사람마다 그 수준에는 차이가 있다. 단순히 아침에 일어나기 힘든 사람도 있고, 집중력이 약해져서 업무에 지장이 생기는 사람도 있다. 나아가 분노나 불안을 조절하지 못해서 인생이 망가져가는 사람, 만성 피로에 시달려서 늘 기운이 없는 사람, 살아갈 의욕이 없어서 모든 일이 허무하게만 느껴지는 사람도 있다. 이렇듯 증상이나 문제가 심각한 정도는 사람마다 각기 다르다.

그리고 보통 이런 문제들은 따로따로 다루어진다. 의욕이 없으면 자기계발서, 업무 효율이 떨어지면 경영서, 감정 조절에 서툴면 심리서, 몸이 아프면 건강서를 읽고 해결책을 찾는 식이다. 물론 나름 대로 효율적인 방법이지만, 한편으로는 단점도 있다. 각각의 문제가 서로 전혀 무관한 현상처럼 보이다 보니 그때그때 드러난 문제만 해결하고 넘어가는 '땜질식' 처방이 되기 쉽다.

감기에 걸리면 감기약을 먹고, 관절이 부으면 파스를 붙이고, 머리가 아프면 두통약을 먹는 방법은 물론 잘못된 대처가 아니다. 하지만 어디까지나 겉으로 드러난 증상을 가라앉히는 데 지나지 않는다. 증상 속에 숨어 있는 진짜 원인을 찾아내지 않는 한, 앞으로도 똑같은 문제가 일어날 것은 불 보듯 뻔한 일이다.

그래서 이 책에서는 좀 더 종합적인 방식으로 접근해본다. 최종 목표는 현대인이 안고 있는 문제의 공통분모를 뽑아내어 모든 문제에 유연하게 대처할 수 있는 '다용도 프레임'을 제공하는 것이다.

우울증, 비만, 집중력 저하, 만성 피로, 의욕 상실, 불면증, 의지력 부족 등 언뜻 무관해 보이는 문제들도 뿌리까지 깊이 파고들어보면 사실 선 하나로 연결되어 있다. 그리고 그 선의 정체를 파헤칠 열쇠는 바로 '문명병'이라고 본다. 자세한 내용은 본문에서 과학적인 근거를 바탕으로 실생활에 적용하기 쉽게 설명하겠다. 부디 이 책을 읽고 문명병에서 벗어나 본연의 자기 모습을 되찾기 바란다.

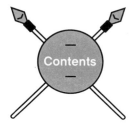

Contents

시작하며 7

프롤로그 _ 우리가 어떻게 진화해왔는지 생각하라 14

Part 1 우리는 모두 문명병을 앓고 있다

당신에게 문제가 있는 게 아니다 19

지금 우리는 유례없이 많은 열량을 섭취하고 있다 21

고대에는 있을 수 없었던 비만이라는 현상 22

나미비아 힘바족이 런던의 청년들보다 집중력이 뛰어난 이유 24

풍요로울수록 우울증은 왜 늘어날까? 26

구석기 시대의 식사법으로 다시 건강해질 수 있다 28

컨디션을 망치는 주범은 염증과 불안 30

Part 2 원인 모를 컨디션 저하는 체내 염증을 의심하라

오래 사는 사람은 몸의 염증 수준이 낮다   35

염증이 오래가면 온몸의 기능이 떨어진다   37

내장지방이 줄지 않는 한 몸은 계속 타들어간다   38

수렵채집인이 선진국 사람들보다 건강한 이유   41

고대인들에게 불면의 밤은 없었다   43

인류가 맞닥뜨린 새로운 위협, 트랜스지방과 고독   45

Part 3 불안을 극복해야 기량을 높일 수 있다

문명화에는 불안을 키우는 뭔가가 있다   51

막연한 불안과 확실한 불안   53

불안은 기억력과 판단력을 앗아가고 수명을 단축시킨다   55

불안은 위기를 알려주는 비상벨이다   57

농경을 시작한 후로 키가 20센티미터 작아졌다?   60

아프리카인에게는 '미래'라는 감각이 없다   63

콩고의 피그미족은 미래보다 현재에 집중한다   65

Part 4 쉽게 피로감을 느낀다면 장 건강을 챙겨라

체내에 침입한 적과 맞서 싸우는 장내 세균을 지켜라   71

위생적인 생활은 면역 체계를 교란시킨다   74

새집증후군과 실내 환기에 신경 써라   78

다양한 발효 식품을 즐겨 먹어라   81

증상을 개선시켜주는 영양제   83

식이섬유의 놀라운 질병 예방 효과   86

식생활을 재야생화해서 장을 보호하라   89

Part 5 자연과 친구를 활용해 삶의 질을 높이는 환경을 설계하라

접시 크기만 줄여도 과식을 피할 수 있다?   95

인류는 자연과 친구를 잃고 더 고독해졌다   97

피곤할 땐 마사지보다 자연을 찾아라   98

고독한 사람에게 친구가 생기면 수명이 늘어난다   102

가짜 자연도 긴장을 완화하는 효과가 있다   105

공원이야말로 진정한 파워 스폿   109

1년에 며칠만이라도 구석기인이 되어보라   110

우리의 뇌는 원래 인간관계를 맺는 데 서툴다   113

시간을 들여서 위협 시스템의 전원을 꺼라   116

동조 행동을 하면 유대감이 깊어진다   117

우정을 키우는 데는 호혜가 필수다   119

Part 6 몸의 스트레스 대응 시스템을 단련하라

스트레스를 받으면 심장의 엔진은 계속 켜진 상태가 된다   127

스트레스를 느낄 때 효과적인 한마디는?   130

수면 부족은 빚처럼 쌓이면 안 된다   132

우량 호르몬 멜라토닌을 늘리는 수면법   134

요령 있는 낮잠으로 피로에서 완전히 벗어나라　137

걷기만으로도 스트레스는 크게 줄어든다　140

빠지면 헤어날 수 없는 초정상 자극의 정체　143

디지털 환경부터 통제하라　145

디지털 단식으로!　146

Part 7 자신의 가치관을 파악하고 그것에 따른 삶을 살아라

막연한 불안을 없애는 단 하나의 방법　153

미래에 목적이 있으면 박해조차도 극복할 수 있다　156

원시인은 삶의 의미가 단순했다　158

당신의 인생 가치관은 무엇인가　160

가치 있는 삶을 찾기 위한 질문　162

가치관과 목표는 다르다　166

이제 실천이다! 삶의 만족도를 높이는 자기 분석　168

타인에게 내 행동이 좋은 영향을 미치면 행복감이 상승한다　174

Part 8 죽음에 대한 불안을 내려놓아라

죽음을 생각하면 더 나은 삶의 태도를 선택한다?　181

우리는 무의식적으로 죽음에 대한 불안을 느끼고 있다　185

욕망을 내려놓고 불안에서 벗어나는 연습이 필요하다　187

경외심을 가지면 불안이나 체내 염증 수준이 낮아진다　191

자연, 예술, 위인… 당신은 무엇에 감탄하는가　193

명상을 활용한 자기 관찰   196

명상을 하면 분명 뭔가가 바뀌리라는 오해   199

먹으면서 명상하는 마음챙김 식사   202

죽음을 초월한 경지   207

Part 9 인생의 모든 일을 놀이화하라

놀이 감각이 강한 사람일수록 행복하다   213

오락거리가 넘치는데도 즐겁지 않다   216

규칙화하면 '지금 여기'에 집중할 수 있다   219

행복감을 높여주는 3의 법칙   222

현재와 미래의 심리적 거리를 좁히는 방법   227

인간의 뇌는 피드백을 원한다   230

메타인지를 사용한 피드백   234

우리는 어른이 되어서도 놀아야 한다   239

에필로그 _ 무엇부터 시작할까? 비용 대비 효과가 큰 방법   242

주   248

우리가 어떻게 진화해왔는지 생각하라

이 책에서 소개하는 기법과 발상은 모두 진화론을 바탕으로 한다. 전부 과학자들의 착실한 실험과 인류학자들의 면밀한 현장 연구로 효과가 입증된 내용이다. 세세한 부분은 최신 정보를 반영하겠지만 앞으로도 진화론에 뿌리를 두고 인간을 이해해야 한다는 내 생각은 크게 달라지지 않을 듯하다.

고대 로마의 석학 플리니우스도 말했듯이 습득한 지식을 실행에 옮기지 않은 채 갖고만 있기란 어려운 법이다. 나 역시 이 책에 담긴 지식을 꾸준히 실천했고, 그 결과 인생이 좋은 방향으로 흘러가고 있다.

나는 제일 먼저 몸의 건강을 회복하는 일부터 착수했다. 수렵채집인과 비슷하게 먹기 위해 정크 푸드나 과자 같은 가공식품을 멀리하고 빵이나 백미 같은 정제된 곡물도 최대한 줄였다. 그 대신 주식은 섬유질이 풍부한 고구마로 바꾸고 채소와 생선 섭취를 늘렸으며 간식은 삶은 달걀로 대체했다. 그러자 놀랍게도 맥주와 소주로 볼록해졌던 배가 2개월 만에 쏙 들어갔고, 점심만 먹으면 쏟아지던 졸음이 싹 사라지면서 저녁때까지 집중력이 유지되었다. 게다가 선천성 실내 먼지 알레르기가 개선되어 삶의 질이 크게 높아졌다.

만족스러운 결과에 기분이 좋아진 나는 운동도 시작했다. 처음에는 하루에 최소 1시간 동안 빠르게 걸어서 심폐 기능을 단련한 다음 근력운동을 추가했다. 지금은 자연 속에서 하루에 2~3만 보 걷기를 목표로 하면서 일주일에 3회 근력운동을 한다. 운동이 가져온 변화 또한 극적이었다. 배에는 흐릿하게나마 식스팩이 생겼고 아무리 오래 자도 가시지 않았던 피로감이 사라졌으며 혈액 검사에서 콜레스테롤 수치가 개선된 데다가 업무 생산성까지 높아졌다.

다음으로는 정신력 강화하기에 돌입했다. 왜냐하면 나는 타고나길 걱정이 많은 성격이라 거절당하는 게 두려워 말조차 꺼내지 못하거나 한밤중에 느닷없이 미래가 불안해져서 뒤척일 만큼 '두부 멘탈'이었기 때문이다.

여기에도 진화론적 사고방식이 도움이 되었다. 갖고 있던 지식을 인간의 진화라는 관점에 맞춰 재구성한 다음 마음챙김, 메타인지 훈련, 업무 관리 기법 등을 활용하기 시작했다. 효과는 바로 나타났다. 가치관에 맞게 목표를 결정해서 혼란을 없애고, 주기적인 업무-휴식 사이클과 메타인지로 걱정을 줄이고, 불안이 밀려와도 관찰자의 시선으로 바라보며 지나가도록 내버려두었다. 머지않아 밤에도 푹 잠들게 되었고 지금은 인생에서 가장 편안한 시간을 보내고 있다.

사실 전에도 엇비슷한 방법을 수없이 시도했다. 하지만 그때는 각 기법이 머릿속에 따로따로 있다 보니 무엇을 하든 이렇다 할 효과를 보지 못했다. 그래서 이 방법을 시도했다, 저 방법을 시도했다만 되풀이했다. 이제 와 생각해보면 스스로 명확한 기준이 없었던 탓에 습득한 기법을 수박 겉 핥기 식으로 시늉만 했던 게 문제였다. 마치 핸들이나 브레이크를 어떻게 조작하는지 알아도 모든 지식을 한꺼번에 동원해야만 자동차가 움직이는 것처럼 말이다.

그런데 원래 알던 지식에 진화론이라는 배경을 추가한 덕분에 상황은 좋은 쪽으로 변해갔다. 생각대로 풀리지 않아도 '인간은 어떻게 진화해왔는가'에 집중함으로써 길을 잃지 않게 되었기 때문이다. 물론 이 책에 제시한 해결책은 개인적인 경험이므로 모든 사람에게서 같은 효과가 나오지는 않을 것이다. 나 역시 실제로는 식습관을 개선하는 일만으로 충분했는지 모른다. 다만 틀림없는 것은 과학적으로 입증된 발상을 우직하게 실천에 옮긴 결과 삶의 질이 높아졌다는 사실이다.

Part 1

우리는 모두 문명병을 앓고 있다

인류는 적어도 600만 년 동안이나 수렵채집 생활을 했다.

이 어마어마한 기간을 고려하면 사실 인류는 고대의 환경에

가장 적합하게 진화했다고 봐야 한다.

. . . .

당신에게 문제가
있는 게 아니다

    미국 워싱턴 주의 목사 밥 무어헤드가 1995년에 발표한 에세이에
는 〈우리 시대의 역설The Paradox of Our Age〉이라는 글이 실려 있다. 일부만
소개하겠다.

    건물은 높아졌지만 인격은 더 작아졌다.

    도로는 넓어졌지만 시야는 더 좁아졌다.

    물건은 많이 사지만 기쁨은 더 줄어들었다.

    집은 커졌지만 가족 사이는 더 멀어졌다.

    생활은 편리해졌지만 시간은 더 없어졌다.

전문가는 늘었지만 문제는 더 많아졌다.

약은 많아졌지만 건강은 더 나빠졌다.

우리는 술을 너무 많이 마시고, 담배를 너무 많이 피우고, 시간을 너무 헛되이 쓰고, 너무 적게 웃고, 너무 바쁘고, 너무 많이 화내고, 너무 늦게 자고, 아침에 눈을 뜨는 순간 이미 피곤하다.

이 글에 공감하는 사람이 분명 많을 것이다. 실제로 문명은 눈부시게 발달했는데도 현대인은 행복과 동떨어져 있다. 아침에 눈을 떠도 상쾌하지 않고, 무거운 발걸음으로 출근해 책상 앞에 앉아도 일할 의욕이 생기지 않고, 적당한 음식으로 배를 채운 후에는 집으로 돌아가 지쳐 잠이 든다.

이렇게 살아도 괜찮을까? 이게 정말 내가 원했던 인생일까? 이런 의문을 가진 사람도 적지 않을 것이다. 무엇보다 큰 문제는 많은 사람이 그런 자신을 비난하며 괴로워한다는 점이다.

'일하면서 실수가 잦은 건 내가 부족하기 때문이야.'

'살이 찐 건 내 의지가 약하기 때문이야.'

'야근이 잦은 건 내가 무능하기 때문이야.'

'불안해서 밤마다 뒤척이는 건 내가 나약하기 때문이야.'

그 결과 날이 갈수록 자기를 부정하는 감정이 강해져서 몸과 마음이 피폐해져만 간다. 정말이지 안타깝기 짝이 없는 상황이다.

하지만 이 책에서는 '문제는 나에게 있다'는 사고방식을 거부한다.

이 사고방식은 문제를 해결하는 데 걸림돌이 될 뿐 아니라 가설 자체에 오류가 있다. 왜냐하면 당신이 안고 있는 대부분의 문제는 현대인이 시달리고 있는 문명병이 원인이기 때문이다.

지금 우리는 유례없이 많은 열량을 섭취하고 있다

문명병이란 산업화를 거치면서 생겨난 현대 특유의 증상이나 질병을 의미한다. 가장 전형적인 예가 비만이다. 미국 질병통제예방센터CDC에 따르면 비만율은 1950년대에는 10퍼센트를 밑도는 수준이었지만 2010년대에는 35퍼센트까지 치솟았다.[1] 더 거슬러 올라가 1890년대에는 비만 자체가 드물었기 때문에 요즘이라면 씨름에서 가장 낮은 체급에 속할 만한 몸집이라도 '괴물'로 취급하며 서커스 무대에 세웠다는 기록이 남아 있을 정도다.

비만이 급증한 이유는 물론 사회가 풍요로워졌기 때문이다. 음식이 대량 생산되고 저렴해지면서 현대인은 전에 없이 많은 열량을 섭취하고 있다. 여기에 반론을 제기하는 사람은 아마 없을 것이다.

하지만 여기에서 생각을 중단하면 문제는 해결되지 않는다. "과식하지 말자" 혹은 "운동해서 열량을 태우자" 같은 진부한 해결책에 도달할 뿐이다. 이때 필요한 것이 '진화의학'이라는 보조선이다. 진화의학이란 진화론을 바탕으로 인간이 걸리는 질병의 정체를 밝히는 학문을 말한다. 다윈이 만들어낸 진화론과 최신 의학 자료를 통합했다고 해서 '다윈 의학'이라고 불리기도 한다.

최신 연구에 따르면 현대 인류의 기초가 형성된 시기는 대략 680만~700만 년 전으로 거슬러 올라간다. 현대인과 원인^{猿人}의 중간적 존재인 사람아과^{Homininae}가 탄생한 시대로, 이때부터 인류는 독자적인 진화 과정에 들어섰다. 이 시기부터 인류는 조금씩 진화해갔고 1만~2만 년 전 석기 시대에야 비로소 농경 생활로 이동했다. 다시 말해서 인류는 적게 잡아도 600만 년 동안 수렵채집 생활을 이어온 것이다. 이 어마어마한 기간을 고려하면 인류는 고대의 환경에 가장 적합하게 진화했다고 보는 게 타당할 듯하다. 자연 속에서 사냥감을 쫓고, 태양의 움직임에 맞춰 생활하고, 소수의 동료와 소통하는 환경. 인간의 몸과 뇌는 그런 환경에서 최고의 기량을 발휘할 수 있도록 진화한 것이다.

고대에는 있을 수 없었던 비만이라는 현상

진화의학적 관점에서 보자면 비만은 다음과 같이 해석된다. 고대 환경에서는 음식을 보존하거나 유통하는 시스템이 없었으므로 열량이 가장 귀중한 자원이었다. 그런 환경에서 진화한 인류는 자연스럽게 고열량 음식을 좋아하도록 뇌를 개조해왔다. 비만 연구의 일인자인 브루스 킹 교수는 2013년의 리뷰 논문review article (해당 분야의 최신 성과들을 정리하고 평가한 논문이다 – 옮긴이)에서 다음과 같이 말했다.[2]

"인간의 소화 기관, 감각(미각과 후각), 뇌의 식욕 중추는 약 200만 년 전에 발달했다. 이 기능들은 고대 수렵채집인이 살던 환경에 맞춰져 있다. 그 시대에는 열량이 낮은 음식이 대부분이었고 먹을 것이라곤 구경조차 못 하는 날도 허다했다. 그래서 우리 뇌의 보상 체계는 가능한 한 열량이 높은 음식을 찾도록 진화했다. 하지만 현대 선진국에 사는 인간은 음식이 풍부한 '비만 환경'에서 살고 있다."

요컨대 현대의 풍족한 환경에서는 인류에게 갖춰진 생존 시스템이 제대로 작동하지 않아서 고대에는 있을 수 없었던 비만이라는 현상이 나타났다는 것이다. 이러한 인류의 진화와 현대의 부조화가 진화의학의 핵심이다.

안타깝게도 이러한 지식만으로는 비만을 해결할 뚜렷한 대책을 세울 수 없다. 하지만 인간은 원래 고열량 음식을 좋아하도록 설계된 생물이므로 적어도 의지력만으로 비만과 싸워봤자 시간 낭비일 뿐이라는 사실은 분명해진다. 비만 환경을 어떻게 바꿀지는 각자의 몫이지만 진화의학적 관점이 올바른 방향을 가리키는 나침반 역할을 하는 것만은 분명하다.

나미비아 힘바족이 런던의 청년들보다
집중력이 뛰어난 이유

진화의학의 사정거리는 단순히 비만의 수수께끼를 푸는 선에서 그치지 않는다. 몸의 이상뿐 아니라 마음의 문제나 뇌의 성능 저하 역시 진화의 부조화가 원인이라고 여겨지기 때문이다.

2013년 런던대학교의 카리나 린넬 박사는 아프리카 나미비아에서 흥미로운 실험을 했다.[3] 현지에 거주하는 힘바^{Himba}족의 도움을 얻어 런던이라는 도시 지역에 사는 청년들과 힘바족의 집중력을 비교하는 실험이었다. 실험에 참여한 힘바족은 지금도 수렵채집 생활을 하는 전통 부족으로 소를 방목하거나 뿌리채소를 수확하면서 2,000년 전과 똑같은 방식으로 생활하고 있다.

린넬 박사는 집중력과 인지 조절 능력을 확인해봤다. 심리학의 기본적인 실험인 수반 자극 과제^{flanker task}(표적 자극 주변에 수반 자극을 함께 제시한 후 표적 자극에만 집중하는 능력을 평가하는 실험을 말한다 – 옮긴이) 등을 통해 불필요한 정보에 주의를 빼앗기지 않고 한 가지 대상에 얼마나 오래 집중할 수 있는지를 조사했다. 결과는 오랜 기간 나미비아에서 조사를 계속해온 린넬 박사도 놀랄 정도였다. 힘바족의 집중력이 런던의 청년들보다 약 40퍼센트나 높았기 때문이다. 심리학의 집중력 검사에서 이렇게까지 차이가 나는 일은 매우 드물다.

린넬 박사는 그 이유를 "도시에 사는 사람은 편도체가 과민해지기 때문"이라고 추정했다. 편도체는 인간의 뇌에 갖춰진 경계 시스템이다. 신변에 위험이 닥치면 활성화하여 긴급 상황에 대처할 수 있도록 몸에 명령을 내린다. 우리가 긴장하거나 스트레스를 받았을 때 신경이 날카로워지는 것은 편도체의 경계경보 기능 때문이다.

이 경계 시스템은 약 600만 년 전 사바나에서 형성되었다. 멀리서 들려오는 맹수의 울음소리, 바로 앞 수풀에 숨어 있는 정체 모를 생물, 다른 부족의 갑작스러운 습격 등 고대 환경에서 자주 발생하는 위기에 대처하기 위해 진화한 오래된 시스템이다. 그 탓에 우리의 편도체는 걸핏하면 오작동을 일으킨다. 사바나에는 존재하지 않았던 고층 건물이나 과학 기술에 겁을 집어먹고, 밤에도 끊임없이 반짝이는 불빛에 당황하며, 수렵채집 생활에서는 경험하지 못한 대량의 정보에 혼란스러워한다. 현대인의 편도체는 늘 스위치가 켜져 있고, 그 결과 아무리 애를 써도 집중력이 흐트러지고 만다.

대표적인 예가 2017년 미국 텍사스대학교에서 진행한 실험이다.[4] 연구팀은 실험에 참여한 학생 520명에게 스마트폰의 전원을 끄게 한 후, 한 그룹은 스마트폰을 보이는 곳에 두게 하고 다른 그룹은 보이지 않는 곳에 두게 했다. 그리고 단순한 작업을 하게 해 어느 쪽이 더 오래 집중력을 유지하는지 확인했다. 결과는 스마트폰을 보이는 곳에 둔 그룹의 참패였다. 전원을 꺼두었는데도 이 학생들의 집중력은 다른 그룹에 비해 절반이나 낮았다. 연구팀은 이렇게 설명했다.

"인지 능력은 디지털 기기가 근처에 있기만 해도 크게 낮아진다.

디지털 기기의 존재를 깨닫는 순간 눈앞에 놓인 작업에 쓸 인지 자원이 줄어드는 것이다."

스마트폰은 현대인의 생활을 크게 바꿔놓았다. 그러나 고대에 만들어진 뇌는 기술의 발달을 따라가지 못해 한정된 인지 자원을 허비한다. 이 점에서 보자면 현대인의 집중력 저하 역시 엄연한 문명병이다.

풍요로울수록 우울증은 왜 늘어날까?

이번에는 우울증에 대해 생각해보자. 우울증은 전 세계적으로 꾸준히 늘어 연간 100명의 목숨을 앗아가는 사회 문제가 되었다. 일본에서도 10명 중 한 명꼴로 우울증을 앓고 있다. 일본 후생노동성에서 발표한 통계에 따르면 1996년에 43만 3,000명이었던 환자 수가 2011년에는 95만 8,000명까지 급증했다.

우울증은 삶을 파괴하는 병이다. 낮에는 활력이 없어지고 밤에는 잠들지 못하며 삶의 기쁨을 누리는 능력까지 사라지고 만다. 그렇게까지 심각한 수준은 아니더라도 아무 이유 없이 하루하루가 공허하게 느껴지거나 마음이 울적해지는 등 가벼운 우울증 증세로 고통을 받는 사람이 적지 않다.

곰곰이 생각해보면 이상한 일이다. 100년 전과 비교하면 현대인의 환경은 눈부실 만큼 좋아졌다. 끼니를 걱정할 필요도 없고 수도 꼭지만 틀면 깨끗한 물을 마실 수 있으며 언제 누구와도 소통할 수 있다. 그런데 왜 마음의 병을 앓는 사람은 전 세계적으로 늘어만 가는 걸까? 그야말로 우리 시대의 역설이다.

1976년 인류학자 에드워드 시펠린은 놀라운 연구 결과를 발표했다.[5] 파푸아뉴기니에 사는 칼룰리Kaluli족 2,000명을 조사한 연구에서 우울증을 앓는 사람이 거의 제로에 가깝다는 결과가 나온 것이다. 시펠린 박사는 수십 년 동안 현장에서 칼룰리족을 연구한 인물이다. 칼룰리족은 200만 년 전 구석기 시대와 마찬가지로 야생동물을 사냥하고 식물을 채집하며 살아가는 부족이다. 연구 결과에 따르면 칼룰리족의 우울증 발병률은 선진국의 100분의 1이었고 자살한 사람은 한 명도 없었으며 그들에겐 '절망'을 의미하는 단어조차 없었다. 정신 건강에 관한 한 수렵채집인이 현대인보다 월등히 나은 것이다.

이러한 경향은 최근 연구에서도 확인되었다. 예컨대 2006년 미국 다트머스대학교에서 나이지리아 교외와 미국 도시 지역에 거주하는 여성 657명을 대상으로 횡단 연구(특정 시점을 기준으로 서로 다른 집단의 데이터를 수집해 비교하는 연구 방법이다 - 옮긴이)를 실시한 결과, 근대화된 도시에 사는 사람일수록 우울증에 잘 걸리는 경향이 확인되었다. 미국의 도시 지역에 사는 사람은 나이지리아의 시골 마을에 사는 사람

에 비해 마음의 병을 앓을 확률이 2배나 높았다.[6]

또 홍콩중문대학교에서 진행한 관찰 연구에 따르면 1966년 이후에 태어난 중국인의 우울증 발병률은 1937년 이전에 태어난 중국인보다 무려 22.4배나 높았다.[7] 중국은 세계에서 손꼽힐 만큼 빠른 속도로 근대화했기 때문에 문명병의 악영향이 두드러지게 나타난 듯하다.

우울증의 원인은 아직 정확히 밝혀지지 않았고 근대화의 어떤 점이 문제인지도 확실치 않다. 다만 한 가지 분명한 것은 현대인의 마음에 일어나는 다양한 문제 역시 진화의 부조화와 관련이 있다는 사실이다.

구석기 시대의 식사법으로
다시 건강해질 수 있다

나는 2003년에 미국 미시간대학교 랜돌프 네스 박사의 유명한 논문인 〈다윈 의학은 얼마나 유용한가How is Darwinian medicine useful?〉[8]를 접하면서 처음으로 진화의학에 관심을 갖게 되었다. 이 논문은 1990년대부터 연구가 활발해진 진화의학의 요점을 정리한 내용으로 현대병과 진화론의 관계를 명쾌하게 설명한다.

논문을 읽고 자극을 받은 나는 진화의학적 사고방식을 내 몸으로 직접 실험해보기로 마음먹었다. 최종 목표는 체중을 조금 줄이거나 간 수치를 낮추는 데 그치지 않고 유전자가 지닌 잠재력을 최대한 끌어내 몸과 뇌를 최적화하는 것이었다.

이런 야망을 품은 이유는 다른 게 아니었다. 당시 내 몸과 마음이 심하게 병들어 있었기 때문이다. 출판사에서 일하던 나는 제대로 쉬지도 자지도 못하는 생활을 이어가고 있었다. 한 달에 100시간이 넘게 야근했고, 집에는 일주일에 한 번 갈까 말까 한 수준이었다. 회사에 침낭을 가져다놓고 새벽까지 일하다가 근처 편의점에서 사 온 음식으로 끼니를 때우는 생활을 하며 30대를 맞이했다. 당연히 몸에는 덕지덕지 살이 붙었고 건강도 업무 효율도 나빠져만 갔다. 연봉은 2,000만 원대까지 떨어졌고 선천성 알레르기까지 심해져서 한 달에 한 번은 고열로 병원을 들락거리는 신세가 되고 말았다.

그때 아무런 변화도 주지 않았다면 지금쯤 나락에 빠져 허우적거리고 있었을 것이다. 하지만 다행히도 나는 진화의학에 맞게끔 생활 방식을 바꿨고 팔레오 다이어트^{paleo diet}를 시작했다. 팔레오 다이어트란 '구석기 시대 식단'이라는 의미로 진화의학적 관점을 활용해 생활 방식을 바꿔나가는 기법이다. 최근에는 프로 농구 선수뿐 아니라 메간 폭스 같은 할리우드 스타나 빌 클린턴 같은 정치인 등 유명 인사들이 실천한다고 해서 화제에 오르기도 했다.

팔레오 다이어트를 시작한 지 얼마 되지 않아 놀라운 변화가 찾아왔다. 우선 반년도 지나기 전에 몸무게가 13킬로그램이나 줄었고 체지방이 35퍼센트에서 12퍼센트까지 낮아졌다. 터질 것 같았던 이중 턱이 사라지고 근육이 6킬로그램이나 늘어서 배에는 희미하게 복근이 생겼다. 어느덧 뚱뚱한 몸에 익숙해져 있던 터라 솔직히 이런 변화에 두 눈을 의심할 정도였다.

무엇보다 반가운 변화는 집중력과 생산성이 크게 높아졌다는 점이었다. 전에는 하루에 최대 5,000자에서 1만 자 정도의 원고를 써서 1년에 책 6권 정도를 출간하는 게 고작이었는데, 지금은 1년에 12권씩 책을 내면서 다달이 칼럼 대여섯 편까지 쓰고 있다. 하루에 집필하는 양은 2만 자에서 4만 자가 넘으니 단순히 계산하면 생산성이 4배나 증가한 것이다.

컨디션을 망치는 주범은 염증과 불안

예전의 나와 비슷한 고민을 가진 사람이 많을 것이다. 내가 운영하는 블로그에도 컨디션과 생산성 저하로 상담을 신청하는 글이 하루가 멀다 하고 올라온다. 그런 고민에 만능 해결책을 제시할 수는 없지만 문명병이라는 발상을 통해 당신의 고민을 해결할 로드맵은 제시할 수 있다. 문제의 근원만 찾아내면 해결로 향하는 지름길을 더 쉽고 빠르게 발견할 수 있다. 요약하면 문제를 해결하는 과정은 아주 단순하다.

① 자기가 안고 있는 문제의 어떤 부분이 유전과 부조화를 일으키는지 찾아낸다.

② 부조화를 일으키는 환경을 유전에 맞게 수정한다.

이 2가지 과정을 꾸준히 지속하면 대부분의 문제는 해결된다. 하지만 한마디로 '유전과 환경의 부조화를 찾아야 한다'고 해도 범위가 너무 넓어서 무엇을 어떻게 해야 할지 도무지 감이 잡히지 않을 것이다. 고민의 원인을 정확히 밝혀내려면 좀 더 자세한 내비게이션이 필요하다. 그래서 이 책에서는 먼저 현대인의 컨디션을 망가뜨리는 원인을 크게 2가지로 분류하고 하나하나 개별적으로 대처법을 살펴본다.

우선 문명병을 일으키는 첫 번째 원인은 '염증'이다. 염증은 인간의 세포 수준에서 일어난 화재라고 비유할 수 있는데, 수많은 연구에 따르면 우울증, 비만, 당뇨병 같은 다양한 질환의 원인으로 여겨진다. 염증이 얼마나 많은 문제를 일으키는지는 다음 장에서 자세히 설명하고자 한다.

또 하나 현대인에게 중요한 문제는 '불안'이다. 불안은 고대에서부터 존재한 감정이지만 사실 현대인이 안고 있는 불안은 고대인이나 수렵채집인이 느끼는 것과는 성질이 완전히 다르다. 그 차이로 인해 현대인의 생산성이 얼마나 떨어졌는지도 뒤에서 구체적으로 살펴보겠다.

이외에 장 건강, 환경, 스트레스를 바로잡으면 몸과 뇌를 완벽하게 초기화할 수 있다는 점을 이야기하면서 염증 문제를 해결할 가이드라인을 제시할 것이다. 또 불안 문제를 해결하기 위해 가치관, 죽음, 놀이에 초점을 맞춰 현대인이 빠지기 쉬운 심리적 함정에서 벗어나는 방법을 소개한다. 이 책에서 소개하는 기법을 모두 실천에 옮기기는 힘들겠지만 무엇이든 하나만 해결해도 몸과 뇌는 원시 상태로 초기화되어 제 기량을 큰 폭으로 회복할 수 있을 것이다.

자, 그럼 시작해보자.

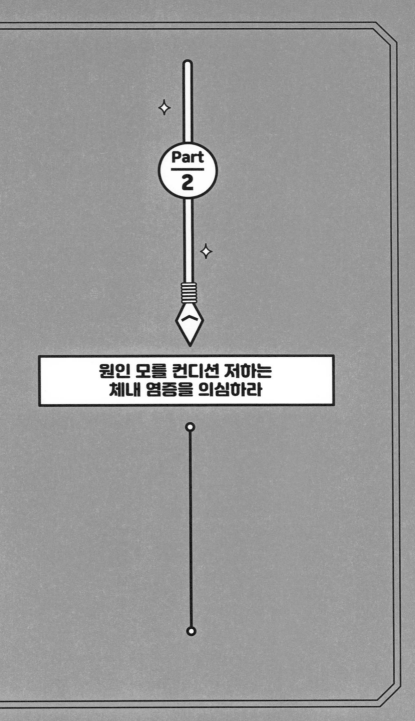

Part 2

원인 모를 컨디션 저하는 체내 염증을 의심하라

●

'요즘 몸이 영 안 좋네', '잘 잤는데 왜 이렇게 피곤하지?' 정도로만

생각하고 무심코 살아간다면 몸속에서 염증의 도화선이

곧 폭발할지도 모른다.

....

오래 사는 사람은
몸의 염증 수준이 낮다

1997년 프랑스 아를에서 잔 칼망이 122세의 나이로 숨을 거두었다. 1875년에 태어난 칼망은 세계에서 가장 오래 산 사람으로 기네스북에 올랐다. 그녀는 에펠탑이 건설되던 장면까지 생생히 기억하고 있었다고 한다.

무엇보다 놀라운 점은 잔 칼망이 나이가 들어서도 몸과 뇌의 기량을 꾸준히 유지했다는 사실이다. 85세에 펜싱을 시작했고, 100세까지 자전거로 파리 거리를 활보했으며, 114세 때는 영화에 출연해 여배우로서 훌륭한 연기를 선보였다. 1988년에 열린 고흐의 탄생 100주년 행사에서는 고흐를 직접 만난 유일한 사람으로 인터뷰에

응하면서 "고흐는 지저분하고 성격도 나빴다"라는 블랙 유머로 주위 사람들의 웃음을 자아냈다.

세상에는 잔 칼망 같은 초고령자가 적잖이 존재한다. 일본에서는 2017년에 105세로 세상을 떠난 의사 히노하라 시게아키가 유명하다. 그는 100세가 넘어서도 현역 의사로서 환자를 진료했고 TV나 라디오에 출연해 또렷한 어조로 고령화 사회에 대한 의견을 제시했다. 그런 그의 모습에서 노쇠함이라고는 눈을 씻고도 찾아볼 수 없었다.

잔 칼망 할머니와 히노하라 의사 같은 초고령자는 대체 무엇이 다른 걸까? 그저 운을 타고난 걸까, 아니면 죽을 때까지 최고의 컨디션을 유지하는 마법의 비결이 있었던 걸까?

2016년 일본 게이오대학교 의학팀은 일본에 거주하는 85~110세 고령자 1,554명을 대상으로 초고령자의 비밀을 찾는 연구를 실시했다.[1] 모든 피실험자의 혈액을 검사해 간 기능과 세포의 퇴화 같은 노화 지표를 확인한 결과, 초고령자들의 몸에는 한 가지 큰 차이가 있었다. 일반 고령자에 비해 몸의 염증 수준이 대단히 낮았던 것이다. 연구팀은 다음과 같이 설명했다.

"이번 연구를 통해 체내 염증 수준으로 노화 속도를 예측할 수 있다는 사실이 밝혀졌다. 우리는 건강하게 나이 들려면 '염증 대책'이 무엇보다 중요하다고 결론지었다."

이렇게까지 중요한 염증이란 도대체 무엇일까?

염증이 오래가면
온몸의 기능이 떨어진다

넘어져서 무릎이 까졌을 때를 떠올려보자. 상처 난 부위에서 곧바로 진물이 배어 나오고 가벼운 통증이 느껴지면서 피부가 빨갛게 부어오른다. 이것이 염증이다.

염증 반응은 몸이 손상을 입었을 때 나타난다. 해로운 자극을 제거하고 상처를 회복하기 위해 면역 체계가 가동되는 것이다. 염증 자체는 진화 과정에서 인체에 갖춰진 방어 시스템이며 우리가 살아가는 데 반드시 필요하다.

중요한 점은 염증이 몸의 외부에만 발생하는 현상이 아니라는 것이다. 예컨대 관절염은 무릎이나 팔꿈치에 생긴 염증이 통증으로 나타나는 상태이고, 알레르기는 면역 체계가 외부에서 들어온 이물질에 민감하게 반응하여 눈이 충혈되거나 코가 막히는 등의 염증 반응이 일어나는 상태다. 염증은 몸의 어느 부위에서나 발생한다.

염증으로 컨디션이 나빠지는 가장 익숙한 사례는 감기다. 면역 체계가 바이러스와 싸우는 동안 몸에는 발열이나 콧물 등의 증상이 나타나고 열 때문에 뇌가 제대로 작동하지 않는다. 누구나 한 번쯤은 겪어본 현상일 것이다. 하지만 현대인의 컨디션 저하는 좀 더 알아차리기 어려운 형태로 나타난다. 감기처럼 고열로 한꺼번에 확 나빠지는 게 아니라 뭉근한 불로 온몸을 서서히 달구는 형태로 진행된다.

칼에 베이거나 불에 데었을 때처럼 단기적인 염증 증상이라면 문제가 없지만 장기적인 감염이나 알레르기처럼 염증이 오래가면 이야기는 완전히 달라진다. 면역 체계가 인체를 보호하기 위해 격렬하게 싸우는 탓에 혈관이나 세포 같은 주변 조직까지 타격을 입어 조만간 온몸의 기능이 떨어지기 때문이다. 전쟁이 길어져 수도관과 전선이 파괴되면 머지않아 국력이 약해지는 것과 마찬가지다.

내장지방이 줄지 않는 한 몸은 계속 타들어간다

이쯤에서 내장지방에 대해 생각해보자. 내장지방이란 간이나 장 같은 장기 주변에 들러붙은 체내 지방을 말한다. 인체 입장에서 보자면 내장지방은 '이물질'일 뿐이다. 그래서 우리 몸은 내장지방이 늘면 면역 체계를 가동하기 시작하고, 지방 세포가 분비하는 염증성 물질이 내장 기관에 염증을 일으킨다.

하지만 면역 체계가 아무리 열심히 일해도 내장지방만은 해결할 재간이 없다. 체지방을 빼려면 먹는 양을 줄이거나 운동을 해서 열량을 태우는 수밖에 없기 때문이다. 내장지방이 줄어들지 않는 한 몸은 서서히 타들어가고, 염증성 물질로 인해 손상된 혈관이나 세포는 동맥경화나 뇌경색의 도화선이 된다. 이것이 대사증후군이 발병하는 과정이다.

이런 종류의 염증은 뚜렷한 자각 증상이 없다. 감기처럼 증상이 뚜렷하지 않으므로 대부분 '요즘 몸이 영 안 좋네' 혹은 '잘 만큼 잤는데 왜 이렇게 피곤하지?' 정도로만 생각하고 넘어간다. 그 탓에 컨디션이 나빠진 원인을 알지 못한 채 시간만 흘러가고 염증의 도화선은 폭발을 향한 카운트다운을 이어간다.

2017년 스웨덴 카롤린스카연구소 연구팀이 실시한 유명한 설문조사를 살펴보자.[2] 연구팀은 스웨덴 남성 5만여 명에게 "현재 당신의 건강 상태는 '매우 좋음', '좋음', '보통', '나쁨', '매우 나쁨' 중 어디에 해당하나요?"라는 간단한 질문에 답하게 했다. 뒤이어 피실험자들의 염증 지표를 조사한 결과를 보니 대단히 흥미로운 경향이 확인되었다. 건강 상태를 묻는 질문에 '나쁨'이라고 대답한 사람일수록 체내 염증 수준이 높았던 것이다. 요컨대 주관적으로 건강이 안 좋다고 느끼는 사람은 그 시점에 이미 몸속이 불타고 있을 가능성이 높다.

만일 지금 건강 상태가 '보통' 이상이라고 느낀다면 문제가 없지만 '나쁨'이나 '매우 나쁨'인 경우는 체내의 염증이 상당히 진행된 상태다. 원인 모를 컨디션 저하와 염증은 정확히 연동되어 있다.

만성 염증은 뇌 기능에도 심각한 손상을 입힌다. 대표적인 예가 우울증이다. 우울증이 발생하는 원인에 대해서는 여러 가지 가설이 있는데, 지금까지는 세로토닌이나 도파민과 같이 뇌에서 분비되는 호르몬의 균형이 깨져 정신적으로 이상이 생긴다는 '뇌 분비 호르몬 가설'이 가장 큰 지지를 받았다.[3] 현재 쓰이는 항우울제도 뇌에서 분비되는 호르몬 양을 조절하는 작용을 한다.

그런데 우울증으로 고통받는 환자 중에는 항우울제가 들지 않는 경우도 많다. 미국 미시간대학교의 연구에 따르면 세로토닌이 적게 분비되는데도 정신이 건강한 사람이 많고, 반대로 세로토닌이 많이 분비되는데 우울증이 심각한 경우도 일정 수 확인되었다. 원래 우울증으로 세로토닌이나 도파민이 적게 분비되는 사람은 전체의 4분의 1도 되지 않아서 뇌 분비 호르몬 가설로는 설명되지 않는다.

대신 최근에는 '우울증의 염증 가설'이 주목받고 있다. 인체가 무엇인가에 손상을 받으면 사이토카인이라는 염증성 물질이 분비되어 뇌 기능에 영향을 미친다는 주장이다. 사이토카인이 우울증을 일으키는 경로는 아직 밝혀지지 않았지만 과거에 실시된 두 건의 메타 분석에서도 많은 우울증 환자에게 CRP나 IL6 같은 염증 유발 물질이 증가한 것으로 나타났다.[4] 메타 분석은 과거에 실시된 여러 실험 결과를 정리하여 포괄적인 결론을 도출하는 연구 방식으로 과학적인 신뢰도가 높은 연구 기법 중 하나다. 다시 말해서 우울증의 염증 가설은 현시점에서 상당히 정밀도가 높은 이론이다.

수렵채집인이
선진국 사람들보다 건강한 이유

한편 수렵채집인의 염증 수준은 어떨까? 1989년 인류학자 스테판 린드버그는 파푸아뉴기니에서 생활하는 키타바^{Kitava}족의 현장 연구를 실시했다.[5] 키타바족은 지구상에서 구석기 시대와 가장 가까운 생활 방식을 유지하고 있는 전통 부족으로 생선을 잡거나 덩이줄기 채소를 재배하며 살아간다. 이 연구의 목적은 키타바족의 건강 상태를 조사하는 데 있었다. 1960~1970년대에 이루어진 선행 연구에서 "수렵채집인이 선진국 사람들보다 건강하다"라는 가설을 세웠기 때문이다.

키타바족 220명의 혈액 검사를 실시하자 정말로 가설과 동일한 결과가 나왔다. 키타바족이 뇌졸중이나 동맥경화에 걸린 경우는 없었고 당뇨병 발병률은 약 1퍼센트 정도(일본인의 당뇨병 발병률은 약 15퍼센트)였다(한국 질병관리본부 '2017 국민건강통계'에 따르면 한국인의 당뇨병 발병률은 10.4퍼센트다-옮긴이). 80대 고령자가 치매에 걸린 경우도 없었고 암 발병률 또한 거의 제로에 가까운 상태였다.

다른 현장 연구에서도 전통 부족에게는 만성 염증으로 비롯된 질병이 거의 존재하지 않는다는 결과가 나왔다.[6] 수렵채집인들은 참으로 부러워 마지않을 건강 상태를 유지하고 있는 것이다.

현대인과 수렵채집인의 차이를 정리하면 다음과 같다.

- **수렵채집인** : 외상이나 감염으로 인한 단기 · 중기적 염증이 주를 이룬다. 극심한 발열이나 구토 등 누가 봐도 곧바로 알 수 있는 증상이 나타난다.
- **현대인** : 체내에서 끝없이 타오르는 장기적인 염증이 주를 이룬다. 누가 봐도 알 만한 증상은 겉으로 드러나지 않고 조금씩 몸 상태가 나빠진다.

그렇다 해도 참 이상한 일이다. 아무리 인종이 다르다지만 유전자의 차원에서 보자면 기본적으로 현대인과 수렵채집인의 몸에는 큰 차이가 없다. 그런데 왜 우리 몸은 염증 수준이 높은 걸까? 도대체 어떤 요인이 우리의 몸과 마음을 좀먹고 있는 걸까?

이때 도움이 되는 것이 미국 하버드대학교의 고대 인류학자 대니얼 리버먼이 주장한 프레임이다.[7] 리버먼은 고대와 현대 사이에 부조화가 일어난 유형을 3가지로 분류한다.

- **너무 많다** : 고대에는 적었던 것이 현대에는 지나치게 풍부하다.
- **너무 적다** : 고대에는 풍부했던 것이 현대에는 지나치게 적다.
- **너무 새롭다** : 고대에는 없었던 것이 근대에 들어서면서 나타났다.

이 분류를 사용하면 복잡했던 문제가 명쾌해진다. 예를 들어 '너무 많다'의 대표적인 예는 '열량'이다. 선진국의 자료를 보면 하루

섭취 열량은 지난 30년 동안 계속 늘어나서 1970년대에 비해 약 400칼로리^{kcal}나 많아졌다. 이와 동시에 비만율도 꾸준히 증가해서 당뇨병이나 고혈압의 발병률도 전에 없이 높아졌다.

인류는 600만 년의 역사 동안 열량이 부족한 환경에 적응하도록 진화했다. 그래서 우리 몸과 뇌는 저열량에는 잘 대처하지만 고열량을 처리하도록 설계되지는 않았다. 계속해서 고열량을 섭취하면 남은 에너지는 피하지방이나 내장지방으로 축적되어 앞에서 설명한 염증 사이클에 유입된다. 즉 '너무 많다'는 염증으로 이어지는 것이다.

고대인들에게
불면의 밤은 없었다

그렇다면 현대 생활에서 '너무 적다'에 해당하는 것은 무엇일까? 물질과 정보가 끊임없이 늘어나는 현대 사회에 과연 고대 사회보다 부족한 게 있을까?

이 질문에 가장 먼저 떠오르는 답은 '수면'이다. 현대인의 수면은 질과 양 모두 나빠지고 있다. 2010년 일본에서 실시한 국민 생활시간 조사에 따르면 일본인의 평일 수면 시간은 7시간 14분이다.[8] 이 것은 1960년보다 1시간 정도 줄어든 수치로 일본은 미국과 독일을 포함한 18개 선진국 중 한국에 이어 두 번째로 수면 시간이 짧다.

수면 부족과 염증의 관계를 밝혀낸 연구 자료도 부족하지 않다. 2016년 미국 캘리포니아대학교에서는 72건의 연구를 메타 분석한 후 다음과 같은 결론을 얻었다.[9]

- 평균 수면 시간이 하루에 7~9시간 범위를 벗어나면 체내에 염증 유발 물질이 급증한다.
- 한밤중에 여러 번 깨는 경우에도 체내 염증이 증가한다.

아무래도 현대인의 적정 수면 시간은 7~9시간 사이이며, 이보다 너무 적거나 많으면 몸에 큰 손상이 나타나는 듯하다.

그렇다면 수렵채집인의 수면은 어떨까? 2015년 인류학자 제롬 시겔은 나미비아와 탄자니아에 거주하는 수렵채집인 94명에게 활동량 측정기를 달게 하고 하루하루의 활동과 수면 패턴을 기록했다.[10] 그 결과 수렵채집인들은 수면의 질이 높다는 사실이 밝혀졌다. 그들의 평균 수면 시간은 6.9~8.5시간으로 양만 놓고 보면 선진국 사람들과 크게 다르지 않았다. 그러나 수면 패턴은 시계처럼 정확해서 해가 저물고 3시간이 지나면 반드시 잠자리에 들었고 매일 아침 7시면 자연스럽게 눈을 떴다. 한밤중에 몇 번씩 잠에서 깨는 사례는 한 건도 확인되지 않았고, 모두 자고 일어나면 완전히 체력을 회복했다. 잠이 깼는데도 잠자리에서 뭉그적거리거나 머리가 멍한 상태로 사냥에 나서는 일도 없었다.

더욱 놀라운 점은 그들이 사용하는 언어에는 애초에 '불면'이나 '수면 부족'이라는 단어가 존재하지 않았다는 사실이다. 아마 수렵 채집인은 수면 부족이 어떤 느낌인지 상상조차 하지 못할 것이다.

인류가 맞닥뜨린 새로운 위협, 트랜스지방과 고독

마지막으로 '너무 새롭다'의 사례도 살펴보자. 근대의 발명품은 헤아릴 수 없이 많지만 그중에서 인체에 가장 해로운 것은 트랜스지방일 것이다. 트랜스지방은 식물성 기름에 수소를 추가해 만든 인공 기름인데, 값이 싸고 보관하기 편리해서 빵이나 튀김 등에 사용된다.

트랜스지방의 폐해에 대해서는 검증이 거의 완료된 상태이며, 총 섭취 열량의 단 1퍼센트만 트랜스지방으로 바꾸어도 나쁜 콜레스테롤LDL의 수치가 급증한다. 2005년 미국 하버드의 논문에서도 트랜스지방을 많이 섭취하는 사람일수록 체내 염증 수준이 높다는 사실이 입증되었다.[11] 이제 트랜스지방이 건강에 해롭다는 데 반론을 제기하는 전문가는 아무도 없을 정도다.

트랜스지방이 이렇게까지 몸에 해로운 이유는 간의 대사를 방해

하기 때문이다. 콜레스테롤 대부분은 지질, 당질, 단백질을 재료로 하여 간에서 만들어지는데, 트랜스지방은 인체에 '너무 새로운' 탓에 간이 제대로 활용하지 못하고, 그 결과 나쁜 콜레스테롤이 만들어진다. 이를테면 간이 혼란에 빠진 상황이다.

'너무 새롭다'에 해당하는 사례는 물질뿐만이 아니다. 예컨대 '고독'도 대단히 현대적인 현상이다. 과학계에서는 최근 들어 고독에 크게 주목하고 있다. 2015년 미국 브리검영대학교에서 실시한 메타분석에서 고독감이 담배와 비만 못지않게 전신에 염증을 일으키며 조기 사망 위험을 높인다는 사실이 밝혀졌기 때문이다.[12] 구체적으로 살펴보면 고독을 강하게 느끼는 사람은 조기 사망률이 26퍼센트나 높고, 사회로부터 고립된 시기가 길수록 그 수치는 32퍼센트까지 올라간다. 실로 엄청난 악영향이다.

인류는 오랜 시간 동안 사회적 동물로 진화했다. 대부분의 부족은 100명 전후로 집단을 이루어 행동했고, 태어나서 죽을 때까지 공동체의 규모는 거의 달라지지 않았다. 식사와 수면은 항상 같은 공동체 사람들과 함께 했고, 때로는 섹스조차 집단 안에서 이루어질 정도였다.

고대의 혹독한 환경에서 공동체를 벗어난다는 것은 곧 죽음을 의미했다. 현대인의 입장에서는 사생활이 전혀 없는 상황이 원시인이나 수렵채집인에게는 적합한 생활 방식이었던 셈이다. 그래서 우리 뇌에는 '인간관계가 희박한 환경'에 대응하는 시스템이 갖춰져 있지

고대와의 비교		
너무 많은 것	너무 적은 것	너무 새로운 것
· 섭취 열량	· 유산소운동	· 가공식품
· 정제 곡물	· 근력운동	· 트랜스지방
· 술	· 수면	· 액상과당
· 오메가6 지방산	· 공복감	· 공해
· 염분	· 비타민	· 인공조명
· 유제품	· 미네랄	· 디지털 기기
· 포화지방산	· 식이섬유	· 인터넷
· 만복감	· 단백질	· 만성 스트레스
· 음식의 종류	· 오메가3 지방산	· 화학물질
· 인구밀도	· 자연과의 접촉	· 중금속
· 위생 설비	· 유익한 박테리아와의 접촉	· 처방약
· 인생의 가치관	· 햇볕을 쬐는 양	· 항생물질
	· 깊이 있는 인간관계	· 고독
	· 타인에 대한 공헌	· 업무 중압감

않다. 현대와 같이 핵가족과 지역 공동체 등의 구조가 사라져가는 상황에서 고독은 생존을 위협하는 존재로 인식된다.

간이 트랜스지방에 혼란스러워하듯이 고독을 느낀 뇌 역시 '너무 새로운' 위협에 저항하며 면역 체계를 지나치게 활성화시킨 결과, 온몸이 염증의 불길에 휩싸이는 것이다. 그대로 방치하면 체내의 염증은 폭주를 멈추지 않는다.

Part
3

불안을 극복해야 기량을 높일 수 있다

●

난감하게도 인류의 유전자에는 '먼 미래'에 대응하는 시스템이 없다.
그래서 우리는 '불안'이라는 단기용 프로그램을 구사하며 살게 되었다.

문명화에는 불안을
키우는 뭔가가 있다

1927년 일본 작가 아쿠타가와 류노스케는 〈속續 서방의 사람〉을 집필한 후 수면제를 대량으로 먹고 스스로 목숨을 끊었다. 그때 쓴 유서의 내용은 다음과 같다.

"자살하는 이의 심리를 있는 그대로 쓴 사람은 아직 아무도 없네. 나는 자네에게 보내는 마지막 편지에 그 심리를 확실하게 전하려 하네. 자네는 신문의 사회면 기사에서 생활고라든지, 병고라든지 혹은 정신적 고통 같은 여러 자살 동기를 봤을 걸세. 하지만 내 경험에 따르면 그것은 동기의 전부가 아니라네. 게다가 대부분은 동기에 이르는 과정을 보여줄 뿐이지. 적어도 내 경우는 그저 막연한 불안이었네. 내 미래에 대한 뭔지 모를 막연한 불안 말일세."

천재 작가의 예민한 감성으로 자살하는 사람의 심리를 정확히 꿰뚫은 명문이다. 자살한 모든 사람이 똑같은 심정으로 죽음을 결심하지는 않겠지만 이 글에는 많은 현대인이 안고 있는 가장 큰 문제가 나타나 있다. 바로 불안이라는 문명병이다.

현대가 불안의 시대라는 사실은 많은 연구 결과에도 잘 나타나 있다. 2013년 미국 워싱턴대학교에서 44개국의 연구 자료를 정리해 발표한 메타 분석에 따르면 불안 장애를 앓는 사람은 세계적으로 13명당 한 명이나 된다. 한 번이라도 불안 장애로 고통받았던 사람까지 합치면 발병률은 3명당 한 명으로 껑충 뛰어오른다.[1] 일본에서도 불안 장애를 앓는 사람은 꾸준히 늘고 있다. 2011년 후생노동성 조사에 따르면 불안 장애로 치료받는 환자는 약 157만 명에 달한다. 1996년 조사 결과에 비해 약 2배나 늘어난 숫자다.

하지만 불안이 문명병이라는 말에 곧바로 고개를 끄덕이는 사람은 많지 않을 것이다. 현대인에게 불안이란 일상적인 감정이고, 혹독한 환경에서 살아가던 원시인들에게도 일상적인 걱정은 있었을 테니 말이다.

실제로 인류와 불안은 오래전부터 공존했다. 1621년에 출간된 《우울증의 해부The Anatomy of Melancholy》에는 광장공포증에 걸린 남성의 사례가 기록되어 있고[2] 기원전 5세기에 히포크라테스가 남긴 문서에도 현재의 사회 불안 장애와 똑같은 증상이 묘사되어 있을 만큼

불안은 인류와 늘 함께했다.[3]

하지만 한편으로는 불안 장애 발병률의 지역 차가 큰 것도 사실이다. 2017년 세계보건기구[WHO]가 세계 26개국을 대상으로 실시한 조사에 따르면 불안 장애를 앓는 환자의 수는 각 나라의 근대화 수준과 거의 일치했다. 미국과 호주의 불안 장애 발병률은 8퍼센트 전후였던 데 반해 나이지리아 같은 개발도상국은 고작 0.1퍼센트에 불과했다. 역시 문명화에는 현대인의 불안을 촉진하는 뭔가가 있는 것일까?

막연한 불안과 확실한 불안

원시 사바나 또는 밀림에서 산다고 상상해보자. 나무 사이에는 맹수가 숨어 있고 풀숲에는 독성이 있는 식물이 자라고 있다. 필요한 사냥감을 잡으리라는 보장도 확실하지 않고, 운이 나쁘면 나무 열매나 뿌리조차 구하지 못할 가능성도 있다. 정말이지 불안으로 가득한 생활이다.

하지만 원시 시대의 불안은 단순해서 대처하기 쉽다는 장점이 있다. 맹수가 덮치면 싸울지, 도망칠지 중에 하나를 선택하면 되고, 먹을거리를 찾지 못하면 사바나를 샅샅이 뒤질지, 배고픔을 견딜지 결정하면 그만이다. 만약 병에 걸리더라도 쉬면서 영양을 섭취하는 방법 말고는 다른 선택지가 없다.

그렇다면 현대의 불안은 어떨까? 만일 당신이 노동 착취를 일삼는 기업에서 일한다면 당장의 생활을 고려해 참고 다니는 게 나을지, 당장 사표를 던지고 이직할 곳을 찾는 게 나을지 결정하기가 쉽지 않다. 평생직장이라는 개념이 사라지면서 끊임없이 성과를 내야 한다는 중압감까지 더해져 업무로 인한 불안은 전에 없이 늘어났다.

현대 특유의 또 한 가지 불안은 관계에서 오는 불안이다. SNS 덕분에 교류할 수 있는 사람의 수는 비약적으로 늘어났지만 익명이라는 그늘에 숨어 필요 이상으로 공격적인 말을 내뱉거나 별 뜻 없이 올린 글에 달린 수많은 악성 댓글에 시달리는 등 심리적으로 입는 타격은 양과 질 모두 고대 사회와 견줄 바가 못 된다.

이에 반해 수렵채집인의 공동체에서는 많아봤자 200명 정도이고 낯선 사람과 소통할 일은 전혀 없다. 인원이 적은 만큼 관계는 깊고 친밀하며, 설령 바람이나 싸움 같은 문제가 발생하더라도 지도자의 판결이나 부족 내 규칙 등으로 해결되어 인간관계에서 발생하는 불안이 오래 지속되는 경우가 극히 드물다.

요컨대 원시 사회에서는 불안을 해결할 방법이 명확하다. 아쿠타가와 류노스케의 '막연한 불안'을 현대적인 불안이라고 한다면 원시적인 불안은 '확실한 불안'이라고 말할 수 있다. 다만 현대와 고대에 발생하는 불안의 차이에 대해 "옛날에는 인간미가 넘쳤다"라는 향

수에 젖은 결론으로 매듭짓는 방식은 옳지 않다. 끈끈한 인간관계에는 그것에 상응하는 단점이 있다. 서로의 시선 때문에 행동에 제약이 생기고 사생활을 보호받지 못한다는 점에서는 고대 사회에서 느끼는 심리적 압박이 훨씬 심했을 것이다.

하지만 현대와 고대의 우열을 가린들 아무런 소용이 없다. 우리가 해야 할 일은 환경의 변화가 인류에 미친 영향을 찾아내어 묵묵히 그 대책을 마련하는 것뿐이다.

불안은 기억력과 판단력을 앗아가고 수명을 단축시킨다

막연한 불안은 현대인의 두뇌 기능과 삶의 질에 막대한 영향을 끼친다. 어떤 영향을 끼치는지 4가지로 정리해본다.[4~8]

첫째, 만성적인 불안은 기억력을 떨어뜨린다. 2013년에 이루어진 인도 국립생명과학연구소의 연구 결과, 항상 불안을 느끼는 사람은 해마의 크기가 작아지는 현상이 확인되었다. 해마는 대뇌변연계의 일부로, 새로운 것을 학습하고 기억하는 기능 등을 담당하는 기관이다.

둘째, 불안은 이성적인 판단력을 빼앗는다. 우리 뇌는 모든 일이 순조로울 때는 충동이나 욕구를 억제할 수 있다. 그러나 불안감이 높아지면 다양한 화학물질이 연쇄 반응을 일으켜 뇌의 원시적인 부분의 기능이 더 우세해진다. 누구나 한 번쯤은 불안을 느낀 순간에 논리적 판단력을 잃어버린 경험이 있을 것이다.

셋째, 불안은 수명을 단축시킨다. 2013년 한 관찰 연구에서 고령자 약 7만 명을 10년간 추적 조사한 결과, 일상에서 불안을 많이 느끼는 사람은 심장병이나 뇌졸중에 걸릴 위험이 29퍼센트나 높았다. 정확한 원인은 밝혀지지 않았지만 연구팀은 "불안을 강하게 느끼는 사람은 자신을 돌보지 않기 때문인 듯하다"라고 추정했다. 불안한 감정이 자존감을 떨어뜨려서 과음이나 운동 부족으로 이어진다는 것이다.

넷째, 불안은 불안을 낳는다. 막연한 불안 탓에 뇌의 편도체가 민감해져서 사소한 스트레스에도 과민반응을 일으키게 되는 것이다. 집에 도둑이 들까 봐 너무 많은 방범 센서를 달아둔 바람에 정원에 새끼 고양이만 들어와도 경보가 울리는 상황과 마찬가지다. 이렇게 말하면 우스갯소리처럼 들리겠지만 막연한 불안은 우울증에서 자살로 이어질 확률이 높은 '죽음에 이르는 병'이기도 하다. 두뇌의 성능이 낮아지는 수준에서 그친다면 모를까, 목숨까지 잃는다면 웃어넘길 일이 아니다.

과연 현대인이 이렇게까지 불안해진 까닭은 무엇일까? 자잘한 원인이라면 얼마든지 꼽을 수 있다. 불안정한 직업, 적은 저축액, 약해진 몸, 사랑하는 사람의 죽음……. 모두 평소에는 의식하지 못하지만 늘 머릿속 어딘가에 희미하게 들러붙어 있다가 어느 순간 갑자기 우리에게 막연한 불안감을 안겨준다.

하지만 자잘한 원인을 모조리 제거하기란 불가능하다. 불안을 제대로 해결하려면 문명병의 관점에서 현대와 유전의 부조화를 찾아내야만 한다. 이에 앞서 '과연 불안이란 무엇인가'에 대해 생각해보자.

불안은 위기를 알려주는 비상벨이다

진화론에서는 인간이 지닌 성질이나 기관은 모두 뭔가 이유가 있어서 생겨났다고 생각한다. 눈은 주변 정보를 수집하기 위해, 발은 사냥감을 쫓기 위해, 손은 도구를 사용해 식량을 모으기 위해서라는 식이다. 아무리 작은 기관이라도 고유의 역할이 있어서 눈썹은 이마를 타고 내려오는 액체로부터 눈을 보호하는 역할을 하고, 손톱과 발톱은 신경을 보호하며 손과 발로 물건을 더 세게 집을 수 있도록 돕는 역할을 한다. 예전에는 불필요한 장기라고 알려졌던 맹장도 최근에는 장의 기능을 정상화하는 작용이 있다는 사실이 밝혀졌다. 모든 것에는 존재하는 이유가 있는 것이다.

이런 관점은 우리의 감정에도 적용된다. 예를 들어 분노가 존재하는 이유는 무엇일까? 현대 사회에서는 분노를 부정적인 감정으로

인식하는 경향이 있지만 미국 유타대학교의 인류학자 엘리자베스 캐시던은 다음과 같이 말했다.[9]

"공격성은 인류가 갖춘 기본적인 성질이다. 분노, 복수심, 악의와 같은 감정은 특정한 환경에서 개인이 생존하고 번식할 기회를 높이기 위해 진화했다."

모든 생물의 최종 목적은 살아남기 위해 진화를 반복하고 유전자를 다음 세대에 전달하는 것, 즉 장수와 번영이다. 고대 환경에서 살아남으려면 분노라는 감정이 반드시 필요했을 것이다. 다른 부족의 습격을 받았을 때나 이웃이 음식을 훔쳤을 때 재빨리 대처하려면 분노의 힘을 빌려야 한다. 다시 말해서 분노의 본래 기능은 생존이나 번식에 위기가 닥쳤을 때 행동에 나설 용기를 주는 것이다.

그렇다면 불안이 존재하는 이유는 무엇일까? 불안은 인류가 진화하는 과정에서 어떤 역할을 했을까?

결론부터 말하자면 불안은 '비상벨' 역할을 한다. '눈앞의 풀이 흔들린 것은 사자가 숨어 있기 때문이 아닐까?', '이 잎을 먹으면 몸에 이상이 생기지 않을까?' 하면서 정체가 불분명한 생존의 위기를 감지해 미리 대책을 마련할 수 있도록 비상벨을 울리는 것이다. 이것은 인류에게 가장 중요한 기능 중 하나다. 불안이 없었다면 인류는 미래의 위기에 대비하지 못하고 머지않아 멸종했을 것이다.

한편 기쁨이나 즐거움 같은 긍정적인 감정이 없더라도 당장 생존에 위기가 닥치지는 않는다. 물론 기쁨이 없는 삶을 살고 싶지는 않지만 적어도 인류의 진화에 부정적인 감정이 훨씬 더 도움이 된 것만은 틀림없다.

그 증거로 심리학계에서는 오래전부터 '긍정적인 감정보다 부정적인 감정이 강도가 높다'는 현상이 확인되었다. 이를 뒷받침하는 연구 결과로는 2004년에 미국 로드아일랜드대학교에서 실시한 실험이 유명하다.[10] 연구팀은 유명 IT 기업 60개 사업부의 매출 실적과 고객 만족도 등을 바탕으로 성과가 높은 팀과 낮은 팀의 차이가 어디에 있는지 조사했다. 그런데 연구자들로서도 뜻밖의 결과가 나왔다. 가장 실적이 높은 사업부의 구성원은 업무 중에 긍정적인 발언을 하는 비율이 부정적인 발언보다 6배나 높았던 것이다.

이것은 즉 "이번 달 매출은 최악이군" 같은 불안을 일으키는 발언 하나의 악영향을 없애려면 "자네의 의견에는 대찬성이야"와 같은 긍정적인 발언을 여섯 번이나 해야 한다는 의미다. 그만큼 부정적인 감정은 우리 마음을 흐트러뜨리는 극약이다. 참고로 가장 성과가 낮은 팀에서 긍정적인 발언에 대한 부정적인 발언의 비율은 0.36~1이었다. 두 발언의 비율이 거의 같아도 우리의 기량은 크게 떨어지는 것이다.

고대 환경에서라면 긍정과 부정의 불균형은 좋은 방향으로 작용한다. 인류는 불안에 더 많이 영향을 받은 덕에 맹수의 위협을 피하고 감염이나 기생충에 노출될 위험을 줄여 자손을 번영시켜왔다. 하지만 불안의 질이 달라진 현대에서는 과거에는 효과적이었던 기능이 제대로 작동하지 않는다. 막연한 불안 탓에 비상벨이 오작동을 일으키고 머지않아 머릿속에서 끊임없이 경보가 울리는 상태가 되기 때문이다.

농경을 시작한 후로 키가 20센티미터 작아졌다?

불안이 어떤 기능을 하는지 알았으니 다시 처음의 의문으로 돌아가자. 다시 말해서 '현대의 불안과 유전의 부조화란 무엇인가'라는 문제다. 이 수수께끼를 풀지 않는 한 현대인의 컨디션 저하는 개선되지 않는다. 이 질문은 바꿔 말해서 '우리는 무엇이 그렇게 두려운가'이기도 하다. 불안정한 직업, 건강 악화, 금전적인 문제 등 언뜻 무관해 보이는 불안의 원인에는 어떤 공통분모가 있을까?

한마디로 답하자면 '멀어진 미래'다. 언젠가 건강이 나빠지지 않을까, 조만간 생활비가 떨어지지 않을까, 머지않아 큰 지진이 일어나서 살 집이 없어지지 않을까……. 모두 당장 내일 벌어질 비극일지도 모르고 어쩌면 죽을 때까지 일어나지 않을 일일지도 모르지만, 어느 쪽이든 간에 지금 당장 해결하지 않더라도 목숨이 위태롭지는 않다.

하지만 인류에게 갖춰진 불안이라는 감정은 어디까지나 눈앞에 닥친 위험에 대처하기 위해 만들어진 시스템이다. 이 시스템은 앞에서도 설명했듯이 시간 축이 지금 이 순간보다 미래에 있는 위험에는 제대로 작동하지 못한다. 그 결과 비상벨이 오작동을 일으키는 것이다. 일단 이렇게 되면 비상벨은 머지않아 상시적으로 오작동을 일으키게 되고, 자신이 무엇을 두려워하는지조차 알 수 없어지고만다. 아쿠타가와 류노스케를 죽음으로 몰아넣은 '막연한 불안'은 인체의 프로그램에 오류가 발생하면서 생긴 부작용이기도 하다.

이렇게까지 불안으로 가득한 현대인의 시간 감각은 언제부터 등장했을까? 기원전 5세기에 히포크라테스가 불안 장애에 대한 기록을 남긴 점을 보면, 인류 역사의 초기 단계에서 큰 변화가 일어났다고 생각하는 게 타당할 듯하다.

여기에서 이야기는 2만 년 전으로 거슬러 올라간다. 사실 이 시기에 고대 인류는 유례없는 전환기를 맞이했다. 바로 농경의 시작이다. 수렵채집인은 1만 1,000년에서 2만 3,000년 전에 농경 생활을 시작했다. 서아시아 일대에서 보리 재배와 양 목축을 시작했고, 이것은 얼마 지나지 않아 전 세계로 확대되었다.

농경이 출현하면서 인류의 생활은 완전히 달라졌다. 근근이 먹고 살던 수렵채집 생활과는 달리 정기적으로 식량을 얻을 수 있었고, 곡식을 저장해두면 굶주림에 허덕일 가능성도 크게 줄어들었다. 지금만큼 인류가 번영한 데는 농경의 덕이 매우 크다.

하지만 농경은 수많은 폐해도 함께 가져왔다. 대표적인 예가 영양부족이다. 초기 농경에서는 주로 보리와 피 같은 곡물을 재배했는

데, 수렵채집인의 주식이었던 덩이줄기나 씨앗만큼 비타민과 미네 랄이 들어 있지 않았다.

그리스와 터키에서 출토된 고대인의 뼈를 분석한 결과, 빙하기 원시인의 평균 신장은 남성이 약 180센티미터, 여성이 약 168센티미터인 데 반해 기원전 3,000년 무렵에는 남성이 약 160센티미터, 여성이 152센티미터까지 줄어들었다.[11] 미국 매사추세츠대학교의 연구에서도 농경 민족은 고대 수렵채집인에 비해 치아의 에나멜질이 50퍼센트나 감소했고, 골절이 발생할 확률이 3배나 높았다는 사실이 밝혀졌다. 이 수치는 모두 농경민이 심각한 영양 부족에 시달렸음을 나타낸다.

더욱이 농경은 '사회 계층의 출현'이라는 부작용도 낳았다. 수렵채집인과 달리 식량을 보관할 수 있게 되면서 자원이 편중되었고, 가진 자와 못 가진 자라는 구분이 생겨난 것이다. 그리스 미케네의 유적에서 출토된 기원전 1,500년의 화석을 보면 이 시기에 이미 인류에게 빈부 격차가 생겼음을 알 수 있다. 왕족의 키는 평민에 비해 7센티미터나 컸고 충치 개수도 6분의 1 정도였다. 농경이란 불평등의 기원이기도 하다.

농경이 가져온 변화 중에서도 현대인에게 가장 큰 영향을 미친 것은 '시간 감각의 변화'다. 효율적으로 농사를 지으려면 장기적인 시간 축을 염두에 두어야 한다. 가을부터 초겨울까지는 씨를 뿌리고, 변화가 없는 겨울을 참고 기다린 다음, 초여름이 되어서야 비로소 수확이 이루어진다. 그때까지 인류에게는 1년이나 뒤에 일어날 일을 고려해서 행동하는 습관이 존재하지 않았다. 농경이 시작되면서 처음으로 '먼 미래'를 생각할 필요가 생긴 것이다.

하지만 난감하게도 인류의 유전자에는 먼 미래에 대응하는 시스템이 갖춰져 있지 않다. 그래서 '불안'이라는 단기용 프로그램을 구사하며 그럭저럭 꾸려나가는 수밖에 없었다. 천체의 움직임을 바탕으로 시계나 달력을 발명한 것도 시스템의 부족한 부분을 메우기 위해서였을 것이다.

아프리카인에게는 '미래'라는 감각이 없다

물론 우리가 원시인의 시간 감각까지 알 수는 없다. 출토된 화석이나 유물을 조사해도 그들의 감각까지는 알 길이 없으므로 '농경으로 인한 미래의 출현'은 어디까지나 그럴듯한 가설에 불과하다.

그런데 한 가지 흥미로운 사례가 있다. 케냐 출신 목사인 존 음비티에 따르면 아프리카인에게는 '미래'라는 감각이 존재하지 않는다고 한다. 그는 1970년에 발표한 저서 《아프리카 종교와 철학^{African Religions and Philosophy}》에서 이렇게 말했다.[12]

"아프리카인의 전통적인 관념에 따르면 시간은 긴 과거와 현재로 이루어진 이차원적인 현상이며 사실상 미래는 존재하지 않는다. 서양인의 시간 개념은 직선적이어서 무한한 과거와 현재, 무한한 미래로 이루어지지만 이러한 사고방식은 아프리카인에게 익숙하지 않다. 아프리카인에게 미래는 사실상 존재하지 않는다. 미래의 일은 아직 일어나지 않았고 실현되지 않았으므로 시간을 구성할 수 없는 것이다."

음비티는 영국 케임브리지대학교에서 박사 학위를 받은 엘리트이며 서양의 시간 개념도 충분히 인지한 상태에서 아프리카인에게는 미래라는 감각이 없다고 단정 지었다. 현대인으로서는 도무지 상상조차 할 수 없는 얘기다.

그러고 보니 수렵채집인에게 미래라는 감각은 대단히 희박한 듯하다. 예를 들어 나미비아에 거주하는 부시먼Bushman족은 아침마다 똑같은 시간에 일어나 남자는 사냥감을 찾아 초원으로 나가고 여자는 나무 열매나 과일을 채집하러 숲속으로 들어간다. 식량을 구하러 돌아다니는 시간은 하루에 4시간 남짓이고, 나머지 시간은 보통 그늘에서 친구들과 담소를 나누거나 아이와 놀면서 보낸다. 이런 생활방식에는 거의 변화가 없어서 1년 뒤는커녕 내일을 미리 계획해서 움직이는 일조차 없다. 수렵채집인의 시간 감각은 길어봤자 하루가 상한선이고 그 후로는 똑같은 시간 축이 반복된다고 말할 수 있다.

2000년에 영국 옥스퍼드대학교의 인류학자 휴 브로디는 30년에 걸쳐 이누이트와 아메리카 원주민의 생활을 조사한 결과를 이렇게

설명했다.[13]

"인류학자로서 오랫동안 관찰한 결과 수렵채집인은 지금 현재에만 집중한다. 눈앞의 사냥감을 보고 행동을 결정할 뿐 다음 기회를 기다리거나 장기적인 전략을 세운 후에 결정을 내리는 일은 없다. 사회인류학자 제임스 우드번이 말한 당장 욕구를 충족시키는 사람들과 충족을 미래로 지연시키는 사람들의 차이는 여기에 있다. 당장의 만족을 원하는 수렵채집인의 특성은 그들의 시간 개념과 관련이 깊다. 지금 현재에 관심의 초점을 맞추면 과거와 미래는 그곳에 일어난 현상을 우회한다. 바꿔 말해서 수렵채집인은 모든 일을 현재로 인식함으로써 시간을 초월하는 것이다."

요컨대 수렵채집인의 시간 축은 어디까지나 '지금 여기'가 중심이다. 현대인처럼 몇 년 후를 생각하지 않으므로 미래라는 감각이 생기지 않는 것이다. 영원히 현재를 살면 먼 미래를 불안해하며 괴로워할 일도 없다. '시간을 초월한다'는 것은 바로 그런 의미다.

콩고의 피그미족은 미래보다 현재에 집중한다

우리와 수렵채집인의 시간 감각 차이는 영국 런던대학교의 굴 데니즈 살랄리가 콩고에 거주하는 피그미Pygmy족의 시간 할인율을 조사

한 실증 연구에서도 입증되었다.[14]

시간 할인율이란 행동경제학에서 사용하는 개념으로 '미래의 가치를 얼마나 할인해서 의사결정을 하는가'의 비율을 의미한다. 예를 들어 당신이 "지금 10만 원을 받는 것과 1년 후에 11만 원을 받는 것 중 어느 쪽을 선택하겠는가?"라는 질문에 지금 10만 원을 받는 쪽을 선택했다고 하자. 이때 1년간의 할인율은 10퍼센트라는 계산이 나온다. 당신은 1년에 10퍼센트라는 이익을 포기하고 지금의 10만 원을 선택한 것이다.

이 선택을 보면 당신이 현재와 미래 중 어느 쪽에 무게를 두는지 판단할 수 있다. 즉 할인율이 높은 사람일수록 현재의 가치도 높게 여기므로 나쁘게 해석하면 '단순한' 것이고 좋게 해석하면 '지금을 산다'고 말할 수 있다.

그런데 런던대학교의 실험 결과는 예상을 뛰어넘는 수준이었다. 피그미족의 시간 할인율은 콩고의 도시 지역에 거주하는 사람보다 5배나 높았기 때문이다. 이렇게까지 차이가 난다면 더 이상 '현재와 미래 중 어느 쪽을 중요하게 여기는가' 하는 차원의 문제가 아니다. 근대화된 지역에 거주하는 사람의 시간 감각과 비교했을 때, 피그미족은 철저히 눈앞의 '지금'에만 집중하는 것이다. 살랄리 박사는 다음과 같이 설명했다.

"수렵채집인들은 필요한 것을 나눠 갖는 규칙이 있다. 그런 상황에서는 더 큰 보상을 기다리는 전략이 오히려 위험하다. 수렵채집 사회에는 공유 제도나 소유물을 공평하게 나눠 갖는 제도 등의 요소가 흔히 나타난다. 이런 현상은 살아가는 데 필요한 자원을 얻기 위해 생겨난 사회적 적응의 산물로 여겨진다. 수렵채집인은 평등을 중요하게 여기는 제도를 유지함으로써 환경의 변화에 대처하는 것이다."

수렵채집 사회에서는 평등이라는 가치관을 중요하게 여기며, 그런 시스템 속에서는 미래에 대한 감각이 희박한 편이 생존에 유리하다는 것이다. 상부상조 시스템도 수렵채집인의 불안이 폭주하지 않는 요인 중 하나로 보인다.

그렇다 해도 이미 미래라는 존재를 알게 된 현대인이 이제 와서 시간을 초월하는 일에 도전하기란 불가능하다. 현대의 환경 속에서 미래에 대한 불안에 맞서려면 가능한 범위에서 현대와 고대의 시간 감각의 차이를 조정해나가는 수밖에 없다.

지금까지 염증과 불안이라는 2가지 요소가 얼마나 현대인의 기량을 떨어뜨리는지 살펴보았다. 하지만 염증과 불안은 독립적인 문제가 아니다. 둘은 서로 영향을 미치며 악순환을 되풀이한다.

막연한 불안이 뇌에 염증을 일으키고 그 탓에 강해진 불안이 더 큰 염증의 불씨로 변하는 악순환의 고리를 끊어내지 않는 한 현대인의 컨디션은 더더욱 나빠져만 갈 것이다. 그리고 그 악순환을 끝내는 작업은 당신만이 할 수 있다.

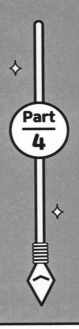

Part 4

쉽게 피로감을 느낀다면
장 건강을 챙겨라

●

장내에서는 선과 악이 치열하게 세력 다툼을 벌인다.

선이 이기면 면역 체계가 개선되지만

악이 이기면 장 누수와 염증이 발생한다.

체내에 침입한 적과 맞서 싸우는
장내 세균을 지켜라

당신에게 오래된 친구가 있다고 가정해보자. 두 사람은 태어날 때부터 줄곧 함께였고 머지않아 한집에서 살게 되었다. 당신이 친구에게 살 집을 제공하는 대신 친구는 밥과 빨래를 도맡았다. 이제 당신은 친구가 없는 생활은 상상조차 할 수 없다. 그런데 어느 날 우정에 금이 갔다. 당신은 지금까지 받은 도움을 깡그리 잊고 친구를 집에서 쫓아냈다. 친구는 굴하지 않고 집으로 돌아오고 또 돌아왔지만 당신은 그때마다 매몰차게 내쫓았다.

무슨 이런 경우가 다 있나 싶겠지만, 사실 최근 수십 년간 인류는 이 같은 실수를 반복했다. 그 친구란 바로 '장내 세균'이다.

장내 세균은 인간의 소화 기관 내에 자리잡고 사는 다양한 미생물이다. 요구르트 등에 들어 있는 비피두스균이나 유산균이 유명하다. 장내 세균은 약 100조~1,000조 개에 달하며, 이는 인체의 세포 수를 전부 합친 숫자보다 많다.[1]

아직 모든 역할이 확실히 밝혀지지는 않았지만 장내 세균은 엄청나게 많은 활약을 한다. 예컨대 아미노산이나 식이섬유 등을 재료로 비타민 B군이나 비타민 K와 같은 중요한 성분을 합성한다. 그 덕에 우리는 주요 비타민의 결핍증을 피할 수 있다.[2] 그 밖에도 영양 흡수를 돕고, 식이섬유를 분해해서 에너지로 바꾸고, 지방산을 생성해서 장벽을 보호하는 등 그야말로 다재다능하다. 모두 우리가 건강하게 살아가는 데 꼭 필요한 기능이라서 인체는 장내 세균 없이는 정상적으로 작동하지 않는다.

장내 세균의 수많은 역할 중에서도 특히 외부에서 쳐들어온 적과 맞서 싸우는 기능이 가장 중요하다. 장은 영양을 흡수하는 기관이지만, 한편으로는 세균이나 박테리아 등의 위협에 노출되어 있다. 인간의 장은 영양을 체내에 공급하는 동시에 외부에서 밀려들어온 적이 체내에 침입하지 못하도록 방어하는 대단히 어려운 역할을 맡고 있는 것이다.

이런 상황에서 장내 세균은 군대 역할을 한다. 우선 유익균이 장내에 거대한 군단을 형성하고 적과 맞서 싸울 전진 기지를 세운다. 그다음에는 영양소를 이용해 박테리아를 박멸할 무기를 만들어 박테리아가 장으로 침입하지 못하도록 차단한다.[3] 이와 동시에 식이섬유로 부티르산이라는 지방산을 생산하여 유해물질이 체내에 침입하지 못하도록 막는다.[4] 장내 세균이 없으면 우리의 면역 체계는 공격도 방어도 제대로 할 수 없다.

그런데 인류의 생활이 근대화되면서 이 시스템에 문제가 생겼다. 그 뿌리에 있는 것이 '장 누수'라는 증상이다. 장 누수란 장의 세포에 미세한 구멍이 뚫리는 현상을 말하는데, 장점막 세포 사이의 결합이 손상되어 차단막 기능이 무너진 상태를 의미한다. 일단 장 누수가 생기면 장에 생긴 구멍을 통해 소화되지 않은 음식물이나 엔도톡신(독소) 등의 유해물질이 혈관으로 침입한다. 이에 반응한 인체는 면역 체계를 작동시켜 체내의 모든 구역에 만성적인 염증을 일으킨다.[5]

이렇게 되고 나면 아무리 건강에 좋은 생활 습관을 실천해봤자 좀처럼 효과를 보지 못한다. 열심히 채소를 먹어도, 매일 꼬박꼬박 8시간씩 잠을 자도 장벽을 뚫고 나간 독소가 체내를 휘젓고 다니기 때문이다.

장 누수는 알레르기와 인지 기능 저하 등 다양한 문제를 일으키지만 그중에서도 가장 큰 문제는 '원인 모를 피로'다. 2016년 미국 코넬대학교 연구팀은 만성피로증후군에 시달리는 환자의 장내 세균을 조사했다.[6] 만성피로증후군은 조금만 움직여도 금세 피로를 느끼는 증상을 말하는데, 청소나 빨래 같은 일상적인 집안일만 해도 정신적, 체력적으로 소모가 크다. 자고 일어나도 피로가 풀리지 않고 심한 두통이나 기억력 저하 등이 발생하는 경우도 적지 않다.

만성피로증후군을 앓는 환자 수는 정확하지 않지만 후생노동성의 조사에 따르면 일본인 38.7퍼센트가 만성적인 피로를 호소했다. 1960년대와 비교하면 원인 모를 피로에 시달리는 사람의 수는 급증하고 있다. 코넬대학교의 연구 결과는 만성 피로와 장내 세균의 연관성을 강하게 시사한다. 만성피로증후군 환자는 건강한 사람에 비해 장내 세균의 종류가 적었던 데다가 쉽게 피로해지는 사람일수록 체내의 염증 수준과 장 누수 비율이 높았기 때문이다. 연구팀은 이 결과를 바탕으로 식이섬유와 요구르트가 현대인의 원인 모를 피로에 효과적일 수 있다고 밝혔다.

위생적인 생활은
면역 체계를 교란시킨다

사람과 유인원의 DNA를 비교한 2016년 연구에 따르면 약 530만 년 전부터 우리와 장내 세균이 '상부상조'하는 관계였다고 추정된다.[7] 장내 세균은 인류의 가장 오래된 친구라고 말해도 과언이 아니다. 그런데도 현대인은 가장 오래된 친구와 함께 생활하기를 중단하려 하고 있다. 오랜 인류 역사 속에서 처음으로 둘 사이가 틀어진 것이다.

주된 원인은 2가지인데 첫 번째는 '위생의 발달'이다. 두말할 나위 없이 현대인의 평균 수명은 위생 환경이 개선되면서 큰 폭으로 늘어났다. 고대인을 괴롭혔던 수많은 감염증을 극복할 수 있었던 것은 항생물질 같은 의약품을 발명하고 상하수도 같은 위생 설비를 발전시킨 덕택이다. 다만 이 발명은 현대인에게 중대한 부작용도 초래했다. 항생물질은 장내 유익균을 죽이고 위생 설비는 유용한 균과 접촉하지 못하도록 막아버리기 때문이다.[8]

1989년의 동독과 서독에서 관찰된 사례가 전형적이다. 당시 동독의 생활수준은 서독보다 낮았고 위생 환경도 상당히 열악했다. 하지만 막상 동독과 서독이 통일된 후 꽃가루 알레르기 환자를 조사해보니 청결하게 생활했던 서독에서 환자 수가 4배나 더 많았다. 이러한 현상이 나타난 이유는 동독에는 일하는 여성이 많아서 탁아소를 이용하는 비율이 높았기 때문이다. 위생 상태가 열악한 탁아소에 맡겨진 영유아는 미생물에 노출되기 쉬웠던 만큼 면역 체계가 단련된 것이다. 장내 세균 전문가인 영국 런던대학교의 그레이엄 록은 다음과 같이 말했다.[9]

"고도로 근대화된 나라에서는 생활양식이 크게 변화하면서 환경 미생물이나 기생충과 접촉하는 빈도가 줄어들었다. 이러한 생물들은 인류가 진화하는 과정에서 면역 체계의 생리학적 반응을 주관하는 중요한 역할을 했다."

과거에는 주변에 넘쳐났던 미생물이 근대화 과정과 함께 줄어든 탓에 면역 체계가 흐트러졌다는 것이다. 실제로 수렵채집인 대부분은 선진국 국민보다 장내 세균의 종류가 다양하다. 예를 들어 아마존에 사는 야노마미Yanomami족을 조사한 연구에 따르면 그들의 장내 세균 종류는 50종이 넘는다. 반면 일반적인 서양인의 장내 세균은 몇 종류에 불과하다.[10]

또 하나 현대인의 장내 세균이 변화한 이유는 '장내 세균의 식량난' 때문이다. 이토록 먹을거리가 풍부해졌는데도 우리의 장내 세균은 굶주림에 허덕인다. 장내 세균은 주로 식이섬유를 먹고 번식한다. 원래 에너지원은 탄수화물이지만 포도당은 대부분 소장에서 흡수되기 때문에 장내 세균이 많이 번식하는 대장까지 도달하는 경우는 거의 없다. 그래서 식이섬유를 먹이로 삼는 것이다.

그런데 현대인의 식이섬유 섭취량은 매년 줄고 있다. 후생노동성의 하루 식이섬유 섭취 권장량은 20~27그램이지만 실제 섭취량은 13~17그램 정도에 불과하다(한국영양학회의 하루 식이섬유 섭취 권장량은 20~25그램이며 한국인의 실제 섭취량은 하루 평균 19.8그램이다 - 옮긴이). 반면 콜로라도주립대학교에서 수렵채집 생활을 하는 229개 부족을 조사한 결과, 그들은 식이섬유를 하루에 42.5그램이나 섭취했다.[11] 먹이양이 2배 넘게 차이가 나니 선진국과 수렵채집인의 장내 환경에 차이가 나는 것도 당연한 일이다.

옛 친구와 결별한 우리가 다시 예전처럼 사이를 회복하려면 어떻게 해야 할까? 간단한 여정은 아니지만 지금까지 한 이야기를 정리해보면 자연스럽게 대책이 떠오른다. 장내 세균과의 관계를 회복한 다음 그들을 극진하게 대접하면 된다.

옛 친구와의 사이를 회복하려면 일단 그들의 방을 깨끗이 정리해야 한다. 그러기 위해서는 가장 먼저 항생제 남용을 멈춰야 한다. 항생제의 악영향에 대한 연구는 상당히 많다. 예를 들어 2008년 실험에서는 항생제를 단 한 번만 사용해도 장내 세균 3분의 1이 죽었고 그 피해는 반년이 지나도 회복되지 않았다. 항생제를 먹고 설사를 하는 사람이 많은데, 이것도 장내 환경 악화가 원인 중 하나로 추정된다.[12]

다만 최근 들어 세계적으로 항생제 사용을 줄여나가는 추세이므로[13] 의료 기관에서 항생제를 처방받은 경우에는 어떤 세균 감염이 의심되는지만 확인해두면 문제는 없을 것이다.

또 항균 제품도 항생제만큼이나 멀리해야 한다. 항균 제품은 드러그스토어에서 인기가 높지만 손 세정제 등에 사용되는 항균 성분이 피부에 사는 유익한 박테리아까지 죽인다는 문제점이 있다. 그중에서도 특히 트리클로산triclosan과 트리클로카반triclocarban을 주의해야 한다. 둘 다 체내 호르몬의 균형을 흐트러뜨리는 작용이 있어서 미국 식품의약국FDA에서도 몸에 해롭다고 경고했다.[14] 이 결과를 확인한 미국 정부는 다음과 같은 성명을 발표했다.

"소비자는 세정제가 잡균이 번식하지 못하도록 막아준다고 생각한다. 하지만 지금으로서는 손 세정제가 효과적이라는 증거가 전혀 없다. 일반 비누와 물을 사용하는 편이 낫다."

손과 몸을 씻고 싶다면 옛날부터 사용해온 비누만으로 충분하다. 비누 성분만을 사용한 무첨가 바디워시 등을 추천한다.

새집증후군과 실내 환기에 신경 써라

세균은 장내에서만 사는 게 아니다. 인간이 거주하는 공간에도 서식지를 만들어 장내 환경에 영향을 미친다. 특히 고대와 현대의 큰 차이는 '새집증후군' 문제다. 새집증후군이란 알데히드와 같은 인공 화학물질로 인해 나타나는 증상을 가리키는데, 최근에는 집이나 사무실에 떠다니는 곰팡이 등으로 인해 두통이나 피로가 발생하는 현상이 주목받고 있다.

악성 곰팡이는 주로 벽이나 천장 뒤쪽에 퍼지기 쉽다. 어느 틈엔가 누룩곰팡이나 푸른곰팡이와 같은 균종이 집단을 형성하고 MVOC^{Microbial Volatile Organic Compound}라고 불리는 휘발성 유기 화합물을 공기 중에 퍼뜨려서 우리 몸에 기침과 열 같은 염증 반응을 일으킨다. 곰팡이 독소가 해롭다는 연구 자료는 상당히 많은데, 1998년 미국 소아과학회^{AAP}에서는 1세 이하 영아는 곰팡이가 많은 건물 근처에 가지 말라고 권고했을 정도다.[15] 2007년 미국 환경보호청[EPA]에서 실시한 조사에서도 미국 천식 환자 중 21퍼센트는 곰팡이 독소가 원인이라고 추정했다.[16]

새집증후군 연구자로 유명한 리치 슈메이커에 따르면 일반적인 건물이나 주택이 곰팡이 독소에 오염된 비율은 무려 50퍼센트가 넘는다.[17] 슈메이커는 현대의 주거 환경이 안고 있는 문제에 대해 다음과 같이 지적했다.

"인류는 자연 속에서 동물과 접촉하며 진화했다. 최근까지 인류의 주거 환경은 나무나 흙, 짚, 동물 배설물 등으로 지어졌다. 이에 반해 현대의 주거 환경은 플라스틱이나 콘크리트 등으로 만들어지며 환기도 잘 되지 않는다. 그래서 인간에게 유익한 박테리아가 집단을 형성할 수 없다."

고대의 주거 환경은 통풍이 잘 되고 현대와 같은 수도 설비도 없었으므로 유독한 곰팡이가 생기기 힘들었다. MVOC로 인한 피해가 발생할 수 없는 환경이었던 것이다. 새집증후군에 대처하고 싶다면 다음과 같은 방법을 추천한다.

- 집 안을 자주 환기한다.
- 수도 설비에 문제가 생기면 바로 수리한다.
- 지붕의 홈통을 정기적으로 청소한다.
- 집 안 습도를 30~50퍼센트로 유지한다.

- 공기청정기를 설치한다.
- 실내에서는 절대로 담배를 피우지 않는다.

이 중에서 수도 설비가 가장 중요하다. 배수나 수도관에 손상이 생기면 24~48시간 이내에 곰팡이 독소가 발생하여 대기 중에 방선균(흙 속이나 마른풀 따위에 기생하는 세균과 곰팡이의 중간적 성질을 가진 미생물이다 – 옮긴이)이나 엔도톡신을 퍼뜨리기 시작한다.[18] 수도 설비에 이상이 있다는 의심이 든 적이 있다면 꼭 수리하기 바란다.

또 실내 환기를 자주 해야 한다. 공기청정기를 설치하면 곰팡이 독소로 인한 피해를 방지하는 데 더욱 효과적이다. 공기청정기는 다양한 종류로 판매되고 있지만 제품을 선택할 때는 필터만 확인하면 된다. '헤파HEPA'라고 불리는 필터만 달려 있다면 어떤 제품이든 큰 차이는 없다. 헤파는 0.3마이크로미터의 먼지를 99.97퍼센트 제거하는 기능이 있으며 가정용 공기청정기에서 가장 성능이 뛰어난 필터다. 일반적인 곰팡이 포자는 3~10마이크로미터이므로 충분히 걸러낼 수 있다.

실내 환기는 우리의 장내 환경을 좌우하고, 나아가 체내 염증에도 영향을 미친다. 인간과 박테리아가 공존할 수 있는 집이야말로 현대의 이상적인 주거 공간이다.

다양한 발효 식품을
즐겨 먹어라

주변 환경을 정돈했다면 이제 사이가 틀어져 헤어진 장내 세균을 맞아들일 차례다. 이때는 '발효 식품'이 간편하면서도 큰 효과를 얻을 수 있다. 인류는 오랜 옛날부터 낫토, 김치, 요구르트 등 수많은 발효 식품을 만들어 미생물과 돈독한 관계를 맺어왔다. 미국 하버드의 에바 셸허브는 고대 식생활에 관한 선행 연구에서 다음과 같이 결론지었다.[19]

"구석기 시대의 인류는 자기도 모르게 꿀, 과일, 베리류 등의 발효 식품을 많이 먹었을 것이다. 우리 선조들은 미생물에 대한 지식은 없었지만 발효 식품이나 발효 음료의 풍미와 보존성, 나아가 두뇌 기능 향상과 진정 작용 같은 효능을 인식하고 있었다. 인류가 언제부터 발효 식품을 만들었는지는 확실하지 않지만, 신석기 시대의 출토품을 분석한 결과에 따르면 1만 년 전에는 과일과 쌀 등을 발효시켜 술을 만들어 먹었을 가능성이 높다."

고대 인류는 문명이 생겨나기 훨씬 전부터 바닥에 떨어져 발효된 과일의 즙이나 미생물이 자연스럽게 분해한 채소 등을 먹으며 발효 식품을 접했다. 그런 의미에서 진화의학적으로도 발효 식품은 올바른 식품이라고 말할 수 있다.

일례로 영국 런던대학교의 관찰 연구를 살펴보자.[20] 연구팀은 남녀 약 4,500명을 10년에 걸쳐 추적하면서 치즈와 요구르트 등의 소비량과 건강 상태를 비교했다. 그 결과 평소에 발효 식품을 즐겨 먹은 사람일수록 심장병이나 당뇨병에 잘 걸리지 않고 조기 사망률도 낮다는 사실이 밝혀졌다.

또 같은 시기에 이루어진 미국 캘리포니아대학교의 연구에서는 발효 식품을 섭취하면 뇌 기능이 개선된다는 결과가 나왔다.[21] 이 실험에서는 여성 피실험자에게 4주 정도 발효 유제품을 꾸준히 먹게 했는데, 역시 유의미하게 두뇌 활동이 활발해졌고 감정이나 집중력을 조절하는 부위의 기능이 향상되었다.

그 밖에 김치, 누카즈케(쌀겨에 소금을 섞고 채소를 재워 숙성시키는 일본의 전통 절임 음식이다 - 옮긴이), 낫토, 된장, 사우어크라우트(잘게 썬 양배추를 발효시켜 만든 독일의 전통 절임 음식이다 - 옮긴이) 등의 발효 식품도 비슷한 효과가 있다는 연구 결과가 있다.

발효 식품의 우수성은 의심할 여지가 없으며 과학이 인정한 몇 안 되는 슈퍼 푸드 중 하나다. 매일 식탁에 올리는 발효 식품은 당신이 좋아하는 종류라면 무엇이든 상관없다. 낫토든 김치든 사우어크라우트든 발효 식품이기만 하면 장내 환경에 좋은 영향을 미친다.

다만 한 가지 식품만 섭취하지 않도록 주의해야 한다. 낫토, 요구르트, 김치 등의 모든 발효 식품에는 제각기 특정한 세균이 들어 있다. 요구르트에는 스트렙토코커스 서머필러스균streptococcus thermophilus, 된장에는 테트라제노코커스 할로필러스균tetragenococcus halophilus, 김치에는 락토바실러스 플란타룸균lactobacillus plantarum 같은 식이다. 똑같은 음식만 먹으면 장내 세균이 다양해지는 데 한계가 있다. 되도록 다양한 발효 식품을 골고루 식단에 도입하자.

증상을 개선시켜주는 영양제

그런데 발효 식품 양을 늘려도 아무런 변화를 느끼지 못하는 사람이 적지 않다. 런던대학교의 연구에서도 "발효 식품의 작용은 개인별로 차이가 크다"라고 지적하면서 효과가 잘 나타나는 사람과 그렇지 않은 사람이 있다고 언급한다. 이러한 차이가 생기는 이유는 무엇일까? 이것은 오랫동안 건강을 돌보지 않은 탓에 장내에서 유익균이 사라지고 그 대신 유해균이 너무 많이 번식한 탓에 일어나는 현상이다.

우리 장내에서는 항상 선과 악이 치열하게 세력 다툼을 벌인다. 선이 이기면 면역 체계가 개선되지만 악이 이기면 장 누수와 염증이 발생한다. 승패는 주로 병사의 수로 좌우되며 병력이 많을수록 승률은 높아진다. 그래서 일단 악의 세력이 장내 세균을 제압하면 발효 식품 등으로 열심히 대항해도 형세는 역전되지 않는다.

이때 효과적인 것이 '프로바이오틱스'다. 비피두스균이나 유산균과 같은 장내 세균을 사용한 보충제로 일본에서 인기 있는 유산균 제품인 비오페르민이나 락톤 A 같은 제품도 프로바이오틱스의 일종이다. 일본에서는 대부분 정장제整腸劑로 판매되지만 지난 몇 년 사이 다양한 가능성을 인정받고 있다.[22]

예컨대 알레르기 증상이 개선된다. 미국 플로리다대학교의 실험에서 꽃가루 알레르기로 고생하는 남녀 173명에게 프로바이오틱스를 8주간 꾸준히 복용하게 했더니 눈 가려움과 콧물 증상이 줄어들었다.[23] 알레르기 증상은 염증의 일종이므로 장내 환경이 정돈되면서 자연스럽게 콧물이나 가려움이 누그러진 것이다.

최근에는 정신 건강을 개선해주는 효과도 확인되었는데, 피실험자에게 프로바이오틱스를 4주 동안 복용하게 한 연구에서 공격적인 사고가 줄고 우울함을 느끼더라도 회복이 빨라진 사례가 보고되었다.[24] 바꿔 말해 회복 탄력성이 높아진 것이다. 이에 대한 연구는 아직 초기 단계이지만 과학계가 프로바이오틱스에 기대를 걸고 있는 것만은 분명하다.

그렇다면 어떻게 수많은 프로바이오틱스 중에서 좋은 제품을 선택할 수 있을까? 이에 대해서는 신뢰성이 높은 2가지 연구 결과가 있다. 하나는 미국 리드칼리지에서 43건의 과거 연구 자료를 정밀 분석한 논문이고,[25] 또 하나는 미국 랜드연구소에서 63건의 연구 자료를 정리한 논문이다.[26] 둘 다 우수한 연구 자료를 정리한 메타 분석이므로 내용의 정밀도가 높다. 두 연구의 결론은 다음과 같다.

- 만성적인 설사나 변비에는 비피두스균이 가장 효과적이다.
- 유산균, 부티르산균, 당화균 등을 복용하면 효과가 높아진다.
- 항생제를 먹고 설사를 하는 경우에는 LGG(유산균의 일종)와 사카라미세스 보울라디^{saccharomyces boulardii}가 좋다.

제품을 선택하기 힘들다면 우선 이 균들 중에서 선택하자. 구체적인 상품은 일본 동아신약의 '비오스리 Hi정', 캐나다 AOR 사의 '프로바이오틱-3', 미국 아이헬스 사의 '컬처렐 헬스 앤 웰니스 프로바이오틱 30캡슐', 미국 나우푸드 사의 '사카라미세스 보울라디' 등이 유명하다. 모두 일본 국내 쇼핑 사이트에서 구입할 수 있지만, 비오스리 Hi정을 제외하고는 아이허브 같은 해외 사이트를 통해 구입하는 편이 더 저렴하다(한국에서는 '컬처렐 헬스 앤 웰니스 프로바이오틱 30캡슐'만 시판 중이며 비오스리 Hi정을 제외한 제품은 아이허브나 쿠팡 로켓직구 등을 통해 구입할 수 있다-옮긴이).

다만 발효 식품과 마찬가지로 프로바이오틱스도 개인차가 있다. 장내 세균의 구성은 사람에 따라 크게 다르므로 같은 제품을 먹어도 효과를 보지 못하는 경우가 적지 않다. 그래서 한 가지 제품으로 변화가 생기지 않더라도 끈기를 갖고 다른 균을 시험해봐야 한다. 만일 한 달 정도 먹었는데 개선되지 않는다면 다른 제품도 시험해보자. 그런 경우에는 다음 기준을 바탕으로 제품을 선택하기를 권한다.

- **균이 150억CFU 이상 들어 있는 제품 :** 장내 환경이 망가진 경우에는 한꺼번에 대량의 세균을 투입하는 편이 효과가 있다고 밝혀졌다.
- **생존율이 높은 균이 들어 있는 제품 :** 프로바이오틱스는 위산과 만나면 사멸해버리는 경우가 있으므로 가능한 한 장까지 도달할 수 있는 균을 선택해야 한다. 구체적으로는 앞에서 언급한 균이 들어 있는 제품을 선택하자.

식이섬유의
놀라운 질병 예방 효과

옛 친구를 무사히 불러들였다면 화해의 표시로 장내 세균에게 음식을 대접하자. 이번에는 식이섬유가 나설 차례다. 식이섬유는 변비 개선과 콜레스테롤 수치 저하 등에 효과적인 것으로 유명한데 최근 몇 년간의 연구에서 그 이상의 잠재력이 있다는 사실이 밝혀졌다.

대표적으로 2015년 중국 PLA 병원에서는 180만 명의 자료를 정밀 검토한 메타 분석에서 식이섬유의 효과에 관한 신뢰도 높은 결론을 도출했다.[27] 결과는 놀라울 정도였다. 식이섬유를 많이 섭취한 사람은 적게 섭취한 사람에 비해 조기 사망률이 23퍼센트나 낮았고, 암 발병률은 17퍼센트 정도 낮았으며, 염증성 질병에 걸릴 위험은 무려 43퍼센트나 낮았다.

연구 결과에서는 식이섬유 섭취량이 하루에 10그램 증가할 때마다 조기 사망률이 11퍼센트씩 감소했다. 어설픈 보충제나 건강식품을 챙겨 먹느니 식이섬유를 늘리는 편이 질병을 예방하는 데 훨씬 도움이 될 듯하다. 식이섬유를 많이 섭취하려면 기본적으로 채소와 과일 먹는 양을 늘려야 한다. 그중에서도 우엉, 한천, 해조류, 버섯류, 오크라, 사과 등은 장내 세균이 좋아하는 수용성 식이섬유가 풍부하다.

그렇지만 현대의 생활 방식에서는 식이섬유를 적절히 섭취하기가 어려운 것도 사실이다. 그런 경우에는 보충제 활용을 고려하자. 식이섬유 보충제는 아주 다양하지만 데이터로 입증된 제품은 그리 많지 않다. 대표적인 식이섬유 보충제를 소개한다.

난소화성 말토덱스트린

다이어트 음료 등에 많이 쓰이는 식이섬유다. 밀을 정제하는 과정에서 남은 식이섬유를 사용해 만들므로 가격이 저렴하다. 난소화성 말토덱스트린은 90퍼센트 이상이 대장까지 도달하고 그중 절반이 장내 세균의 먹이가 된다. 임상 시험도 수차례 진행되었는데[28] 2014년 실험에서 2주간 하루에 12그램씩 꾸준히 먹은 피실험자는 배변 횟수가 개선되었다. 매일 섭취하기에는 난소화성 말토덱스트린이 가장 적합하다.

차전자피(실리엄 허스크)

질경이 씨앗으로 만든 식이섬유다. 질경이 씨앗의 껍질은 70퍼센트가 수용성 식이섬유이고 씨앗에는 불용성 식이섬유가 들어 있다. 불용성 식이섬유는 장내 세균의 먹이가 되지는 않지만 장을 자극해서 소화 활동을 높이는 작용을 한다. 차전자피의 장점은 연구의 신뢰성이 높다는 것이다. 어린이 103명을 대상으로 한 실험에서 장 누수 개선 효과가 확인되었고[29] 35건의 메타 분석에서 당뇨병의 개선 효과가 입증되는 등 질 높은 연구 결과가 보고되었다.[30] 난소화성 말토덱스트린에 비해 물에 잘 녹지 않으므로 젤리 등의 재료로 사용하면 먹기 편하다.

이눌린

과일과 채소에 많이 들어 있는 식이섬유다. 다른 식이섬유에 비해 다이어트에 효과적이라는 연구 결과가 여럿 있다. 남녀 48명이 이눌린을 하루에 21그램씩 복용한 결과 12주간 체중이 1킬로그램 감소했다는 보고 사례도 있다.[31] 체중을 줄이고 싶다면 시험해보기 바란다.

저항성 전분

저항성 전분은 소장에서 흡수되지 않는 전분의 일종으로 수많은 식이섬유 중에서도 미생물이 가장 좋아하는 먹이로 꼽힌다. 저항성 전분의 특징은 장벽을 보호하는 물질인 부티르산을 만들어내는 작용이 활발하다는 점이다. 한 메타 분석에서는 하루에 약 30그램씩 꾸준히 먹으면 장내 부티르산의 양이 늘어난다는 사실이 확인되었다.[32] 최근 들어 저항성 전분의 유효성을 나타내는 연구 자료가 많아졌고 옥수수나 감자에서 추출한 보충제도 늘어났다. 메타 분석 결과를 참고하여 일단은 하루 30그램부터 시작해보자.

마지막으로 대단히 중요한 주의사항이 하나 있다. 우리의 장내 세균은 가공식품에 몹시 취약하다. 그중에서도 패스트푸드처럼 지방이 많고 식이섬유가 적은 식품이나 과자 또는 청량음료처럼 정제 설탕이 많이 들어간 식품을 많이 먹을수록 장내 세균이 죽기 쉽다는 사실이 입증되었다. 절대로 먹지 말라고까지는 하지 않겠지만 적어도 전체 식사량의 10~20퍼센트 정도로 제한하자.

식생활을 재야생화해서 장을 보호하라

2016년 영국 런던대학교의 팀 스펙터는 연구를 위해 하드자Hadza 족 마을에서 3일 정도 그들과 식생활을 함께 했다.[33] 바오밥이나 콩고로비 같은 과일을 대량으로 먹은 후에 런던으로 돌아온 박사는 자신의 체내에 생각지 못한 변화가 생겼음을 발견했다.

"런던에 돌아온 나는 내 대변 샘플을 실험실로 보내 분석을 의뢰했다. 그 결과는 여행 전과 명확한 차이가 있었다. 장내 세균의 종류가 20퍼센트나 늘어난 것이다. 안타깝게도 2~3일이 지나자 예전 상태로 되돌아가고 말았지만 말이다."

사는 환경이나 먹는 음식을 바꾸면 우리의 장은 사흘 만에 다양성을 되찾는 듯하다. 장 환경이 나빠져서 고생하는 현대인에게는 희소식이 아닐 수 없다. 하지만 스펙터 박사는 이렇게 경고하기도 했다.

"우리는 이 실험에서 중요한 교훈을 얻었다. 선진국 국민이 아무리 식단과 환경을 개선해도 고대인 정도의 수준에는 도달할 수 없다. 그렇지만 우리 모두는 생활을 '재야생화'해서 장 건강을 개선해야 한다. 평소 식사를 더 야생적으로 바꿔서 자연의 미생물과 다시 접촉하는 게 중요하다."

현대인이 사는 환경에서 수렵채집인과 똑같이 장내 세균과 사이좋게 지내기란 이미 불가능하다. 그래도 우리는 옛 친구와의 관계를 회복하고자 최선을 다해야 한다.

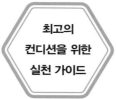

최고의
컨디션을 위한
실천 가이드

장내 세균과 사이좋게 지내라

- 항생제를 남용하지 않기 : 단순한 감기 등으로 항생제를 먹는 것은 절대 금물이다. 의사에게 처방받았다면 어떤 감염이 의심되는지 확인하자.

- 항균 용품이나 살균 용품을 쓰지 않기 : 항균 스프레이나 항균 비누처럼 좋은 세균까지 죽이는 제품은 사용하지 말자(단 주방은 제외). 그중에서도 성분표에 '트리클로산', '트리클로카반'이 들어간 제품은 특히 주의하자. 몸의 더러움을 씻어내는 데는 비누로도 충분하다.

- 공기를 깨끗이 유지하기 : 실내 환기에 신경 쓰고 가능하면 '헤파' 필터가 장착된 공기청정기를 구입한다. 공기가 필요 이상으로 건조해지지 않도록 가습 기능이 있는 제품으로 선택하자.

장내 세균을 극진히 대접하라

- **발효 식품 :** 낫토, 요구르트, 김치 등을 하루에 40~50그램씩 먹은 뒤 3주 동안 장 건강이 좋아졌는지 확인하자. 발효 식품이 거북한 경우에는 생양배추를 가볍게 물에 씻어 먹어도 좋다. 양배추 잎에는 천연 유산균이 붙어 있다.

- **프로바이오틱스 :** 앞에서 소개한 기준을 바탕으로 적당한 프로바이오틱스 보충제를 구매하자. 한 달이 지나도 변화가 없다면 다른 제품으로 교체한다.

- **식이섬유 :** 이눌린이나 저항성 전분 등에서 한 가지를 골라 하루 15그램 섭취부터 시작하자. 배에 가스가 차거나 설사를 하지 않는다면 일주일에 5그램씩, 최대 30그램 정도까지 늘려나간다. 현재 검증된 자료가 많은 것은 베리류와 코코아이므로 일단은 이 2가지부터 시작하기를 추천한다. 블루베리는 하루 100그램부터, 코코아는 3~4큰술부터 시작하자.

Part
5

자연과 친구를 활용해 삶의 질을 높이는
환경을 설계하라

●

자연이나 친구를 소중히 하라는 말은 진부한 설교가 아니다.

자연과 친구에 투자하는 일이야말로 비용 대비 효과가 가장 크다.

접시 크기만 줄여도
과식을 피할 수 있다?

2016년 구글 뉴욕 사무실에서는 한 가지 실험이 이루어졌다.[1] 연구팀은 초콜릿과 견과류를 자유롭게 먹을 수 있는 스낵바를 기점으로 두 군데에 드링크바를 설치했다. 하나는 스낵바에서 1.8미터 떨어진 위치, 또 하나는 스낵바에서 5.5미터 떨어진 위치였다. 그 후 직원 약 400명의 움직임을 기록한 결과, 드링크바의 위치에 따라 행동에 명확한 차이가 나타났다. 스낵바에 가까운 드링크바를 사용한 사람은 먼 드링크바를 사용한 사람에 비해 과자를 먹는 비율이 69퍼센트나 높았던 것이다.

연구팀에 따르면 체중이 81킬로그램인 남성이 하루에 세 차례씩

음료를 마실 경우 체지방이 1년에 1.1킬로그램 정도 늘어난다는 계산이 나온다. 고작 몇 미터 차이가 무의식적으로 과식하게 하여 장기적으로는 큰 비만으로 이어질 수 있는 것이다.

구글은 그 밖에도 비슷한 실험을 수차례 실시했다. 직원 식당 입구에 샐러드바를 설치하여 채소 섭취량이 늘어나는지 확인하거나, 디저트 식기를 작은 접시로 바꾸면 과식이 줄어드는지 시험하는 등 모두 정통 과학 저널에 실릴 정도의 논문 수준으로 완성했으니 실로 대단한 노력이다. 구글은 왜 이런 실험을 몇 번이나 반복했을까? 물론 직원의 건강에 신경 쓰기 때문이기도 하지만 더 깊이 들어가보면 '환경'의 힘을 믿기 때문이다. 구글 행동경제학 부문의 크리스틴 버먼은 다음과 같이 말했다.[2]

"우리 사회과학자는 사람들에게 악영향을 미치는 게 아니라 도움이 되도록 환경을 설계해야만 한다. 그렇게 하면 우리는 더 길고 나은 삶을 살 수 있다."

드링크바가 가깝다는 이유만으로 과자를 많이 먹고, 입구에 채소가 있다는 이유만으로 건강에 좋은 음식을 먹는 양이 늘고, 접시 크기가 작아졌다는 이유만으로 식욕이 줄어든다. 이런 현상은 모두 환경이 우리에게 미치는 영향력이 얼마나 막대한지를 말해준다. 이처럼 인류는 환경에 약한 생물이다.

인류는 자연과 친구를 잃고 더 고독해졌다

현대의 환경과 유전의 부조화 하면 여러 요인이 떠오른다. 과도한 인구밀도나 대기오염('너무 많다'에 해당), 미생물과의 접촉이나 깊이 있는 인간관계의 감소('너무 적다'에 해당), 근대적인 빌딩이나 스마트폰 같은 전자 기기('너무 새롭다'에 해당) 등 모두 현대인의 컨디션 저하를 일으키는 중요한 요인이다. 하지만 이 모든 요인에 대책을 세우기란 비현실적이다. 따라서 이번에는 현대인에게 지대한 영향을 미치는 2가지 환경에 초점을 맞추고자 한다. 바로 '자연'과 '친구'다.

이 2가지가 현대와 고대의 큰 차이점임은 두말할 필요도 없다. 농경이 시작된 후로 인류는 산을 깎고 삼림을 베어내어 토양의 성질을 크게 바꿔놓았다. 토지는 수백 년에 걸쳐 침식되었고 과거 농경지는 토양이 소실되어 녹지가 감소했다. 북아프리카 등 로마 시대에 농경이 번창했던 지역은 이제 광대한 사막 지대로 변모했다.

18세기에 산업혁명이 시작되자 거대한 공장과 철도가 들어서면서 도시의 풍경도 급격히 달라졌다. 예전에는 총인구의 70퍼센트가 전원생활을 했지만 지금은 반대로 전체 인구의 70퍼센트가 도시에서 살고 있다. 인류는 수백만 년 역사상 처음으로 자연에서 분리된 존재가 되었다. 녹음이 울창한 환경에 적응해온 인류에게는 너무도 이례적인 사태다.

친구도 마찬가지다. 이미 이야기했듯이 수렵채집인의 생활은 친밀함 그 자체였다. 공동체 안에 모르는 사람은 한 명도 없었고 모두 아는 사람이거나 친구였다. 게다가 많은 부족 사회에 '남보다 더 많이 부를 축적해서는 안 된다'는 규칙이 있어서 개인 간의 격차나 차별 등도 거의 존재하지 않았다. 콩고와 필리핀에 거주하는 수렵채집인을 조사한 2015년의 연구에 따르면 남녀 불평등도 없었다.[3]

그들의 노동 시간은 일주일에 평균 12~19시간 정도로, 매일 몇 시간 정도 먹을거리를 찾고 나면 해가 저물 때까지 가족이나 친구들과 춤을 추거나 친밀한 대화를 나누며 시간을 보냈다. 고독이나 의사소통 장애 같은 문제가 발생하는 경우는 극히 드물었다.

한편 현대인의 고독은 지금도 악화일로로 치닫고 있다. 특히 일본에서는 최근 십수 년 사이에 문제가 급증하고 있는데, 2007년 유니세프가 실시한 조사에서 '고독을 느낀다'고 대답한 15세 이하 어린이 수는 29.8퍼센트에 달했다. 선진국 중에서는 가장 높은 수치다.[4] 이렇듯 친구 문제 역시 오랜 인류 역사에서 유례없는 이상 사태다.

피곤할 땐 마사지보다
자연을 찾아라

수많은 환경의 부조화 요소 중에서 자연과 친구를 선택한 이유는 다른 게 아니다. 그 영향이 월등히 크다는 사실이 여러 연구를 통해 밝혀졌기 때문이다.

먼저 자연이 미치는 영향부터 살펴보자. 자연의 효과를 나타내는 연구 중에서는 2016년 영국 더비대학교에서 실시한 메타 분석이 유명하다. 연구팀은 '자연과 접촉하는 것이 얼마나 몸에 이로운가'를 조사하기 위해 871명 분량의 과거 연구 자료를 정리해서 포괄적인 결론을 도출했다.[5]

결론을 한마디로 요약하자면 '자연과 접촉하면 인체의 부교감 신경이 확실하게 활성화된다'는 것이다. 부교감 신경은 마음이 평온할 때 활동하는 자율 신경으로 낮 동안 쌓인 피로나 손상을 회복시키는 작용을 한다. 다시 말해서 자연은 인체의 피로를 회복시키는 효능이 있다.

또 해당 연구 자료에는 'd=0.71'이라는 효과크기effect size도 나와 있다. 효과크기란 통계 기법의 하나로 이 논문에서는 평균치의 차이를 표준화한 것을 나타내는데 간단하게 '자연의 치유 효과'를 나타낸 숫자라고 생각해도 무방하다. 일반적으로는 효과크기가 0.5를 넘으면 효과가 크다고 판단하므로 0.71은 상당히 우수한 성적이라 할 수 있다. 예를 들어 자율 훈련법autogenic training(자기 암시를 통해 전신의 긴장을 풀고 심신 상태를 조절할 수 있도록 훈련하는 방법이다 – 옮긴이)이나 마사지와 같은 이완법은 부교감 신경의 활성도가 0.57이라는 보고가 있는데 이는 자연과 접촉할 때보다 낮은 수치다. 물론 단순 비교는 위험하지만 자연과의 접촉이 손상된 몸을 치유하는 효과가 있는 것만은 확실하다.

자연이 이렇게까지 효과가 큰 이유는 인류의 감정 시스템에 영향을 미치기 때문이다. 감정 시스템은 인간의 마음이 작용하는 방식에 따라 3가지로 분류할 수 있으며 다음과 같이 구성된다.

- **흥분 시스템** : 기쁨이나 쾌락 같은 긍정적인 감정을 만들어 사냥감이나 먹을거리를 찾을 동기를 부여하기 위한 시스템이다. 주로 도파민으로 제어된다.
- **만족 시스템** : 안도감이나 친절 같은 긍정적인 감정을 만들어 같은 종과 의사소통하는 데 도움을 주기 위한 시스템이다. 옥시토신 등으로 제어된다.
- **위협 시스템** : 불안이나 경계 같은 부정적인 감정을 만들어 외부의 적이나 위험으로부터 몸을 보호하기 위한 시스템이다. 아드레날린이나 코르티솔 등으로 제어된다.

우리가 최고의 기량을 발휘하려면 이 3가지 감정 시스템이 고르게 작동해야 한다. 쾌락만 좇으면 타락에 이르고, 늘 평온하기만 하면 발전이 없으며, 불안만이 존재하면 활력을 잃고 만다. 인간은 3가지 감정 시스템이 잘 맞물려 돌아가야만 제대로 기능할 수 있다.

자연환경은 감정 시스템을 골고루 자극한다. 계절의 변화나 풀과 나무의 변화가 적당한 흥분을 낳고, 푸르른 자연에 보호받는 안정감이 기분 좋은 만족을 안겨주며, 때로는 숲이나 강에 숨어 있는 미지의 정체가 위협감을 준다. 자연 속에 있으면 특정 시스템이 폭주하는 일은 없다.

하지만 도시 생활에서는 주로 흥분과 위협 시스템만이 활성화되기 쉽다. 극단적인 사례가 고대 로마 제국이다. 당시 로마 본국에는 이탈리아반도의 속주屬州에서 막대한 부가 흘러들어왔기 때문에 로마 시민에게는 음식과 오락이 공짜로 제공되었다. 세계사에서 말하는 "빵과 서커스의 도시"(고대 로마 시인 유베날리스가 고대 로마 사회의 우민화 세태를 풍자한 말이다-옮긴이)다. 시민들의 쾌락 추구는 점점 더 극으로 치달아, 이윽고 로마인들은 먹은 음식을 전부 게워낸 후 또 음식을 먹는 지경이 되었다. 깃털로 목구멍을 자극해서 토하기를 반복하며 꿩의 뇌나 홍학의 혀 같은 진미를 탐한 것이다.

한편 로마 생활은 위협으로도 가득했다. 인구가 밀집한 탓에 전염병에 취약해져서 도시 전체에 장티푸스나 말라리아가 만연했다. 모기가 많은 7~8월에는 대량의 시체가 거리 곳곳에 넘쳐나서 당시 로마에서는 여름을 '죽음의 계절'이라고 부를 정도였다. 더욱이 이 시대에는 노예들이 주기적으로 반란을 일으키고 북방의 게르만족이 빈번하게 침략했다. 로마 시민이라고 해서 안정적인 삶만을 누리지는 못했다. 이 점에서 보자면 고대 로마는 역사상 흥분과 위협의 진폭이 가장 컸던 시대라고 말할 수 있다.

이 정도로 극단적이지는 않지만 현대 도시도 흥분이나 위협 둘 중 하나에 노출되기 쉽다는 특징이 있다. 대형 쇼핑몰이나 노래방 등의 오락 시설이 자잘한 흥분을 제공하고 업무 스트레스나 경제적인 문제가 항상 위협감을 주는 상황에서 친밀한 소통이 줄어든 탓에 안도감 역시 줄어드는 추세이기 때문이다.

긍정적인 감정이 너무 많아도, 부정적인 감정이 너무 적어도 우리 몸은 제대로 기능하지 않는다. 따라서 가능한 한 다시 자연을 자주 접해서 잃어가고 있는 감정 시스템의 균형을 바로잡아야 한다.

고독한 사람에게 친구가 생기면 수명이 늘어난다

"친구를 소중히 하라"라고 말하면 케케묵은 설교처럼 들릴지 모른다. 하지만 최근 연구 결과는 양호한 인간관계가 가져다주는 장점을 여실히 보여준다. 2010년 미국 브리검영대학교에서 실시한 메타 분석이 대표적이다.[6] 연구팀은 고독과 건강에 관해 연구한 과거 자료에서 31만 명의 데이터를 정밀 분석해 어떤 요소가 수명을 늘리는 효과가 높은지 추출했다. 그 결과 '양호한 대인관계'가 월등히 높은 점수를 차지했는데, 고독했던 사람에게 친구가 생긴 경우에는 최대 15년이나 수명이 늘어나는 경향을 보였다. 친구가 건강에 미치는 효과는 운동이나 다이어트보다 약 3배나 높고, 무려 금연보다도 영향이 크다고 하니 실로 충격적인 결과다.

미국 하버드에서 실시한 '성인 발달 연구' 역시 매우 흥미롭다.[7] 1939년에 시작된 이 연구에서는 80여 년에 걸쳐 724명의 삶을 추적 조사했다. 실험 참가자 전원을 10대 학생 시절부터 추적하면서 정기적으로 건강 상태와 행복도를 설문했음은 물론, 주치의로부터 의료 기록을 넘겨받고 가족과 대화하는 모습을 비디오로 촬영하는 등 어마어마한 노력을 기울였다.

성인이 된 참가자들의 직업은 변호사나 의사부터 회사원, 공장 근로자, 보스턴 빈민가의 노숙자까지 그야말로 각양각색이었다. 연구에서는 그들의 다양한 인생을 모두 종합한 후에 '행복해지는 데 가장 중요한 요소는 무엇인가'에 대한 대답을 숫자로 산출했다. 연구팀을 이끈 로버트 월딩어 교수는 말했다.

"그들의 인생에서 얻은 수만 페이지짜리 정보를 통해 얻은 교훈은 무엇일까? 우리를 건강하고 행복하게 해주는 것은 부나 명예나 성공이 아니라 '좋은 인간관계'라는 사실이다. 이것이 기나긴 연구를 통해 얻은 결론이다."

생각해보면 당연한 말이다. 아무리 부나 명예를 거머쥔들, 아무리 병에 걸리지 않는 완벽한 몸을 얻은들 인류의 감정 시스템은 최적화되지 않는다. 가까운 사람들과의 관계가 나쁘면 만족 시스템의 기능이 활성화되지 않아 아무리 많은 것을 손에 넣어도 아무런 쓸모가 없다.

만일 당신이 행복보다는 부나 명예를 추구하는 타입이라 해도 좋은 친구의 중요성은 달라지지 않는다. 성인 발달 연구의 결과에서 좋은 친구가 많은 사람은 인간관계가 나쁜 사람에 비해 직업적으로 성공할 확률이 3배나 높았고 연소득도 높은 경향을 보였기 때문이다. 월딩어 교수의 말을 다시 한 번 인용하자.

"좋은 인간관계는 우리의 뇌도 보호해준다. 80대까지 주변 사람들과 좋은 관계를 유지한 사람이나 어려움에 처했을 때 도움을 요청할 상대가 있는 사람은 기억력이 오래 지속된다. 하지만 힘들 때 의지할 상대가 없는 사람은 이른 시기부터 기억력이 떨어지기 시작한다."

고독으로 인해 염증이 생기면 건강뿐 아니라 뇌 기능까지 나빠지므로 당연히 업무 성과도 떨어진다. 행복, 부, 명예, 건강은 모두 인간관계라는 토대가 있어야 가능한 것이다.

최신 과학의 관점에서 보자면 "자연을 소중히 하라" 혹은 "친구를 소중히 하라"와 같은 명언은 진부한 설교가 아니다. 유전과 환경의 부조화가 발생한 현대에서는 자연과 친구에 투자하는 일이야말로 비용 대비 가장 높은 효과를 거두는 방법이다.

가짜 자연도 긴장을
완화하는 효과가 있다

아무리 자연이 몸에 좋다 한들 현대인이 느닷없이 숲속에 들어가 살 수는 없는 노릇이다. 지금의 생활 범위 안에 가능한 한 자연을 도입할 방법을 찾는 게 현실적이다. 그렇다면 자연의 혜택을 누릴 수 있는 하한선은 어느 정도일까?

처음에는 '자연음'이나 '자연 영상'부터 시작하는 게 효과적이다. 시냇물이 졸졸 흐르는 소리, 나무 사이를 스쳐 지나가는 바람 소리, 나무가 우거진 숲의 영상, 파도가 밀려오는 바다 풍경 등 종류는 무엇이든 상관없다. 일단은 디지털 자료를 이용해 스피커나 모니터 너머로 자연과 접촉하는 횟수를 늘린다. 수렵채집인에 비하면 한참 모자라지만 우습게 여기고 넘어갈 일이 아니다. 자연에 굶주린 현대인의 뇌는 설령 가짜 자연이라 하더라도 상당한 영향을 받는다는 사실이 증명되었기 때문이다.

예컨대 네덜란드 암스테르담자유대학교의 실험에서 학생 60명에게 복잡한 수학 문제를 풀게 하여 정신적인 스트레스를 준 후, 절반에게는 5분간 녹음이 우거진 공원 사진을 보여주고 나머지 절반에게는 일반적인 도시 풍경을 보여주었다.[8] 그 후 실험에 참가한 모든 학생의 자율 신경을 측정한 결과, 공원 사진을 본 학생의 부교감 신경이 2배나 더 활성화되었고 심장박동수도 두드러지게 낮아졌다.

자연 사진을 5분만 바라봐도 상당 수준 긴장이 풀리는 것이다.

또 자연 사진만큼은 아니지만 자연음에 대한 연구도 여러 차례 진행되었다. 2017년 영국 서섹스대학교에서 이루어진 실험에서 피실험자에게 바람 소리나 벌레 소리를 5분 25초 정도 들려주자 자동차 엔진 소리나 사무실의 웅성거리는 소리를 들었을 때보다 이완 반응이 두드러지게 나타났다.

그러니 지금의 생활에 자연을 도입하는 첫걸음으로 일단 컴퓨터와 스마트폰의 메인 화면을 숲이나 바다 풍경으로 바꾸고, 출퇴근길에는 스마트폰으로 바람 소리나 파도 소리를 듣자.

자연의 사진과 소리로 부교감 신경이 진정되면 다음 단계로 넘어간다. 이때부터는 한발 더 나아가 '관엽식물'을 도입하자. 이 방법 역시 수렵채집인의 생활과는 거리가 멀지만 효과를 암시하는 연구 결과가 나와 있다.

노르웨이의 한 연구팀이 나이나 업무 내용 같은 변수를 통제한 후 사무직 종사자 385명의 다중 회귀 분석(종속 변수 한 개의 변화를 설명하기 위해 2개 이상의 독립 변수가 사용되는 회귀 분석을 말한다 – 옮긴이)을 실시한 결과 확실한 차이가 나타났다.[9] 책상 위에 관엽식물을 둔 직원일수록 주관적으로 느끼는 스트레스 수준이 낮고, 아파서 회사를 쉬는 횟수가 적었으며, 업무 생산성까지 높은 경향이 확인된 것이다.

이러한 현상이 일어나는 이유에는 여러 가설이 있는데 1998년 연구에서는 관엽식물이 있는 사무실에서 일하는 사무직 종사자의 피부 트러블이 줄어들었다고 보고되었다.[10] 이러한 현상은 부교감 신경이 활성화되면서 체내 염증이 가라앉은 것이 크게 영향을 미쳤다고 추정된다.

더욱이 관엽식물은 행복도와 집중력을 높이는 효과도 있다. 사무직 종사자 350명을 대상으로 실시한 실험에서는 관엽식물을 앞에 두고 일한 피실험자의 행복도가 47퍼센트나 높아졌고 업무 효율은 38퍼센트나 올라갔다.[11] 이런 현상은 관엽식물 덕분에 업무 중 긴장이 풀리면서 일어난다. 심리학계에서는 이를 '주의력 회복 이론'이라고 부르는데, 이만큼 간편하면서 생산성이 높아지는 기법은 매우 드물다.

가까이에 두는 관엽식물의 종류는 무엇이든 상관없다. 실험에서는 보통 스킨답서스나 드라세나를 사용하지만 기본적으로는 자기가 좋아하는 식물을 선택하면 된다. 다만 관엽식물을 선택할 때 참고할 수 있도록 1989년 미국 항공우주국NASA에서 발표한 공기 정화 연구 자료를 소개하겠다.[12] 다음은 NASA에서 추천하는 관엽식물들이다.

- **스파티필룸** : 그늘진 곳에 두면 벤젠과 트리클로로에틸렌을 흡수한다. 다만 잎 부분에 옥살산칼슘이 들어 있어서 체내에 들어가면 건강을 해칠 수도 있다. 따라서 어린이나 반려동물을 키우는 집에는 적합하지 않다.
- **스킨답서스** : 포름알데히드를 흡수하는 효과가 있다. 물은 주 1회만

주면 충분해서 초보자가 키우기에 적합하다.

- **아이비** : 포름알데히드를 제거하는 데 효과적이다. 양지에서든 음지에서든 잘 자라지만 역시 독성이 있어서 어린이나 반려동물을 키우는 집에는 맞지 않는다.
- **국화** : 벤젠과 포름알데히드를 제거한다.
- **거베라** : 벤젠과 트리클로로에틸렌을 흡수한다.
- **산세베리아** : 포름알데히드를 제거한다. 물을 자주 주지 않아도 되어 관리하기 편하지만 물을 너무 많이 주면 시들기 쉽다.
- **대나무야자** : 포름알데히드를 제거한다. 직사광선을 피하면 매일 물을 줄 필요가 없어서 키우기 쉽다.
- **진달래** : 포름알데히드를 제거한다. 오늘날의 진달래는 품종이 개량되어 키우기 쉽다.

이 연구는 관엽식물이 공기를 정화하는 작용을 조사하기 위해 실시되었는데, 일부 품종은 벤젠이나 포름알데히드와 같은 대기 중의 유기 화합물을 제거하는 효과가 인정되었다. 다시 말해서 관엽식물은 새집증후군 문제가 있을 경우 천연 공기청정기로도 활용할 수 있다. 식물의 청정 효과를 높이려면 약 10제곱미터당 지름 15~20센티미터인 화분을 하나씩 두는 게 가장 좋다.

공원이야말로
진정한 파워 스폿

관엽식물을 도입했다면 이제 3단계에 들어간다. 자연과 더 많이 접하기 위해 이번에는 '공원'을 적극적으로 활용하자.

일하는 틈틈이 공원에서 휴식을 취하는 사람이 많은데 그 효과는 수많은 연구에서도 입증되었다. 2016년 호주 퀸즐랜드대학교에서는 1년 동안 호주인 1,538명을 대상으로 공원 등에서 자연과 접하는 양을 조사한 후 우울증이나 고혈압의 발병률과 비교하는 연구를 실시했다.[13] 그 결과 생각보다 간단하게 자연의 혜택을 누릴 수 있다는 사실을 알게 되었다. 구체적인 수치는 다음과 같다.

- 우울증 발병률은 주 1회 30분 정도 자연 속에 있으면 자연을 접하지 않는 사람에 비해 37퍼센트나 낮아진다.
- 고혈압은 주 1회 30분 이상 자연 속에 있으면 증상이 개선된다.

이 수치는 자연과 접촉하는 시간과 거의 연동했으며 공원에 많이 갈수록 몸과 마음은 더욱 개선되었다. 과학적인 근거는 아직 부족하지만 일단 '최소한 일주일에 30분은 공원에 가기'를 하한선으로 잡고 조금씩 자연과 접촉하는 시간을 늘려가면 좋을 듯하다. 공원에서 가볍게 운동을 해도 좋고 느긋하게 책을 읽어도 좋다. 하루 휴식 시간 중 몇 분 정도를 공원에서 지내보자.

게다가 공원이나 숲은 몸속 장내 환경을 개선하는 데도 중요한 역할을 한다. 녹음이 풍성한 지역에는 공기 중에 유익한 미생물이 떠다니기 때문이다. 4장에서 소개한 그레이엄 록 박사의 또 다른 말을 인용해본다.

"자연의 대기에는 대량의 미생물이 공기 중에 떠다니면서 대사와 증식을 반복한다. 꽃가루 같은 미세한 입자가 미생물을 운반하기 때문이다. 대기 중의 미생물은 호흡기를 통해 체내에 들어와 장으로 향하고 면역 체계에 영향을 미친다."

자연 속 공기를 들이마시기만 해도 장내 환경은 개선된다. 자연 속에서 지내면 건강해지는 것은 장내 환경이 좋아진 덕도 매우 크다. 공원은 그야말로 과학이 인정한 '파워 스폿'이다.

1년에 며칠만이라도 구석기인이 되어보라

일상에 얼마나 자연을 도입할지 이제부터는 당신에게 달렸다. 캠핑, 낚시, 트레일 러닝trail running(산길이나 오솔길 등 자연 속을 달리는 운동이다-옮긴이), 등산, 트레킹 등 자연과 접하는 활동을 늘릴수록 당신 체내의 염증은 가라앉는다. 현재의 연구 수준으로는 '어느 정도 시간을 자연 속에서 지내는 게 가장 좋은가'라는 질문에 정확히 답할 수 없다. 따라서 결국 자신의 생활에 부담을 주지 않는 선에서 자연과 접촉하는 수준을 최대한 늘려야 한다.

한 가지 예를 들면 2016년 독일의 세바스찬 슈바르츠 박사는 건강한 남녀 13명을 독일의 삼림 공원에 보낸 후 3박 4일간 다음과 같이 구석기 시대에 가깝게 생활하게 하는 흥미로운 실험을 했다.[14]

- 스마트폰과 컴퓨터 등의 전자 기기는 모두 압수한다.
- 아침 식사는 거르고 정오가 지나서 뿌리채소, 과일, 견과류 등으로 가볍게 식사한다.
- 저녁 식사는 채소를 중심으로 가열 조리한 고기를 먹는다.
- 잠은 반드시 8시간 이상 잔다.

딱 보기에도 건강한 생활이긴 하지만 성과는 예상을 훌쩍 뛰어넘었다. 피실험자의 체지방은 평균 7.5퍼센트 줄어들었고 내장지방도 14.4퍼센트 감소했다. 당뇨병 발병 위험을 확인하는 지표인 인슐린 저항성은 무려 57.8퍼센트나 개선되었다. 고작 나흘간의 실험치고는 놀랄 만한 결과다. 슈바르츠 박사는 이 결과를 두고 다음과 같이 말했다.

"구석기 시대에 가깝게 생활하면 비만이나 당뇨병 같은 대사증후군의 위험 요인을 줄일 수 있다. 또 자가면역질환이나 신경염증 같은 현대병을 자연에 가까운 생활방식으로 치료할 수 있을지도 모른다."

아직 초보적인 단계의 실험이지만 가능한 범위에서 따라 해볼 가치는 있을 듯하다.

또 다른 극단적인 사례로는 네덜란드에서 실시한 실험이 있다.[15] 연구팀은 22~67세 남녀 55명을 여름의 피레네산맥에 보낸 뒤 열흘 연속으로 야외에서 생활하게 했다. 피실험자들은 음료는 자연에서 얻은 물만 먹을 수 있었고, 물을 구하기 위해 샘이 있는 곳까지 매일 14킬로미터씩 걸었다. 음식은 살아 있는 닭과 생선이 제공되어 피실험자가 직접 잡아서 요리해 먹었다. 밤에는 모두 땅바닥에서 평균 7~8시간 수면을 취했다. 그 결과 열흘 후의 신체검사에서 체중은 평균 5퍼센트 감소했고, 인슐린 저항성은 55퍼센트 개선되었으며, 착한 콜레스테롤[HDL]과 나쁜 콜레스테롤[LDL]의 비율이 19.3퍼센트 정도 좋아졌다. 역시 굉장한 수치다.

그렇다 해도 일반인이 이렇게까지 힘든 도전을 할 필요는 없다. 3박 4일의 야외 활동으로도 성과가 있으므로 1년에 3~4회, 많게는 한 달에 한 번씩 3~5일쯤 자연 속에서 생활하면 감정 시스템을 정비하기에 충분할 듯하다. 이 정도 작업만으로도 당신의 컨디션을 최대한 끌어올릴 수 있을 것이다.

우리의 뇌는 원래
인간관계를 맺는 데 서툴다

세상에는 수많은 대인관계 기법이 존재한다. 맞장구를 잘 치는 게 중요하다, 잘 말하기보다는 잘 듣는 게 중요하다, 가벼운 잡담으로 대화를 시작해야 한다 등등. 과학적인 근거가 있고 없고를 떠나 이렇게 많은 조언이 흘러넘치는 것을 보면 현대인이 인간관계에 얼마나 어려움을 느끼는지 여실히 알 수 있다. 심리학자 아들러 역시 "인간의 고민은 모두 대인관계에서 비롯된다"라고 말했다. 우리가 이처럼 다른 사람과 소통하는 데 어려움을 느끼는 이유는 무엇일까?

왜냐하면 우리 뇌는 모르는 사람과 원활한 관계를 형성하도록 설계되지 않았기 때문이다. 인류는 수백만 년 전부터 작은 집단 속에서만 살아왔다. 생판 모르는 낯선 사람과 교류할 일은 거의 없었고 가족과 지인에게만 둘러싸여 생활했다. 이런 상황에서는 내부인을 상대로 한 의사소통 기술만이 필요하다. 가족이나 친구처럼 자신에게 호의를 가진 상대하고만 깊은 관계를 맺으면 그만이고, 그 외에는 기본적으로 관계를 형성할 필요가 없다. 요컨대 우리 머릿속에는 원래 외부인을 상대로 한 의사소통 회로가 갖춰져 있지 않다.

한편 인구의 이동이 잦아진 현대에는 외부인과 일상적으로 교류해야만 한다. 일터에서 매일같이 처음 만난 상대와 대화를 나누거나 아는 사람이 없는 술자리에 참석하는 등 누구나 어쩔 수 없이 외부

공동체로 나가야 한다. 그런데 우리 머릿속에는 외부인을 상대로 한 의사소통 회로가 존재하지 않으므로 원래는 내부인용으로 만들어진 기능만으로 생판 모르는 남과 관계를 형성해나가야 한다. 이 또한 현대인을 괴롭히는 유전의 부조화 중 하나다.

하지만 아무리 대인관계를 맺는 데 서툴다고 해도 고독감은 당신의 기량을 떨어뜨린다. 현대를 살아가는 우리는 타고난 내부인용 기능을 적극 활용하여 대인관계 문제에 대처해야 한다. 이 어려운 과제를 어떻게 풀어야 할까?

이때 중요한 질문이 '친구는 많으면 많을수록 좋은가'이다. 현대사회는 SNS가 발달하여 원하는 만큼 친구 수를 늘릴 수 있으니 건강과 행복감은 하늘을 찌를 듯 좋아지지 않을까?

영국 옥스퍼드대학교의 조사에 따르면 대답은 '아니오'다. 2014년 진화심리학자 로빈 던바는 18개월에 걸쳐 실험에 참여한 학생들의 모든 통화 기록을 입수하여 인간관계의 변화를 추적했다.[16] 던바 교수는 이 실험을 통해 대부분의 학생이 친밀한 관계의 규모를 늘 일정하게 유지한다는 사실을 알아냈다.

예를 들어 조사를 시작한 시점에 한 학생에게 친구가 5명 있었다고 하자. 그 학생은 주로 친한 친구나 가족과 연락을 주고받는다. 만일 그 밖에 조금 덜 친한 친구가 있다고 하더라도 전체 의사소통의 90퍼센트는 친한 친구와 대화하는 데 소비한다. 그런데 이 학생이 대학을 졸업한 후 취직한 회사에서 친한 직장 동료가 2명 정도 늘어났다면 어떻게 될까? 그 학생의 친구 관계는 7명으로 늘어나지 않는다. 예전에 친하게 지낸 친구 중에서 2명이 걸러지고, 전처럼 친밀한 관계의 규모가 5명으로 유지되는 것이다. 던바 교수는 말했다.

"대부분의 사람은 새 친구가 늘어나면 옛 친구와의 관계가 멀어진다. 가장 큰 원인은 친밀한 관계를 유지하려면 인지 기능과 감정을 많이 투자해야 하기 때문으로 추정된다."

인간의 인지 자원은 한계가 있어서 많은 친구를 소화해낼 수 없으니 한 번에 친밀함을 쌓을 수 있는 상한선은 5명 전후라는 것이다.

확실히 탄자니아의 하드자족이나 파푸아뉴기니의 키타바족에 관한 연구 자료를 보면 남성 대부분은 항상 3~4명의 정해진 구성원과 팀을 이루어 사냥에 나가고 나머지 시간은 아내와 아이, 부모 등과 소통하는 데 집중한다. 분명 이 정도 숫자가 친한 친구의 상한선인 것이다. 바꿔 말하면 SNS 친구가 천 명이든 만 명이든 만족 시스템은 활성화되지 않는다. 오히려 자신과 비교할 대상이 늘어난 만큼 흥분과 위협 시스템만 우세해질 뿐이다. 앞에서 언급한 하버드의 성인 발달 연구에서도 친구가 한 명만 있어도 고독이 초래하는 손상이 상당히 낮아진다고 입증되었다. 자기를 진심으로 이해해주는 사람이 한 명만 있다면 그것으로 충분하다.

그렇다면 친밀한 관계를 쌓으려면 구체적으로 어떻게 해야 할까? 진화의 부조화라는 관점에서 보자면 정말 중요한 요소는 시간, 동조, 호혜라는 3가지뿐이다.

시간을 들여서
위협 시스템의 전원을 꺼라

첫 번째로 중요한 요소는 '시간'이다. 2010년 미국 아이오와주립대학교의 대니얼 흐루슈카는 리뷰 논문에서 '좋은 친구 관계를 유지하려면 무엇이 필요한가'를 철저히 조사했다.[17] 그리고 개인의 성격이나 의사소통 능력, 사회적 지위 등 인간관계에 꼭 필요한 요소 중에서 중요도가 낮은 요소를 제거해나갔다. 그 결과 마지막까지 남은 요소는 '함께 보낸 시간의 길이'였다.

근접성의 원칙proximity principle이라는 말을 들어본 적이 있는가? 50년도 전에 사회심리학자 시어도어 뉴컴이 발견한 현상인데, 간단히 말하면 '인간은 가까운 곳에 사는 상대일수록 호의를 품기 쉽다'는 원칙이다. 우리는 옆 도시 사람보다는 옆 동네 사람에게, 옆 동네 사람보다는 옆집 사람에게 호감을 느끼는 경향이 있다. 이유는 단순하다. 가까이 살수록 접촉하는 시간이 늘어나기 때문이다.

심리학자 로버트 본스타인은 메타 분석에서 "특별한 자극 없이 다른 사람과 접촉하는 시간만 늘려도 호의가 늘어난다"라고 결론지었다.[18] 즉 친밀한 대화를 나누거나 함께 행사에 참여하지 않더라도 단순히 상대방의 얼굴을 보는 횟수만 늘어나면 둘 사이가 저절로 깊어진다는 것이다.

진화 과정을 생각하면 당연한 현상이다. 수렵채집 사회 같은 작은 공동체에서는 굳이 상대방의 성격이나 의사소통 능력을 따져볼 필요가 없다. 얼마나 자주 얼굴을 봤는지만 떠올리면 상대가 부족의 일원인지 아닌지 알 수 있고, 서로 얼마나 친밀한 사이인지도 판단할 수 있기 때문이다. 그래서 우리 뇌는 상대의 얼굴이 낯익기만 하면 반사적으로 경계심을 풀도록 진화했다. 잘 아는 얼굴을 보기만 해도 위협 시스템의 전원이 꺼지고 그 대신 만족 시스템이 가동되는 것이다.

고독으로 힘겨워하는 사람에게는 이만큼 단순한 해결책도 없다. 아무리 내성적이고 낯가림이 심해도, 대화하는 데 서툴러도 접촉하는 시간만 늘리면 상대방의 호의를 얻을 수 있으니 말이다. 메타 분석에 따르면 이러한 효과의 영향이 가장 커지는 접촉 횟수는 10~20회다. 이 수준을 달성할 때까지 접촉하는 횟수를 꾸준히 늘려나가자.

동조 행동을 하면
유대감이 깊어진다

다음 키워드는 '동조'다. 2016년 영국 옥스퍼드대학교에서 '인간은 취미를 통해 행복해질 수 있는가'라는 문제에 대한 연구를 진행했다. 연구팀은 40대 남녀 135명을 대상으로 '중년 취미 수업 교실'을 신설하고 합창 교실, 미술 교실, 글쓰기 교실 중 하나에 배정했다.[19] 7개월 후 수업을 마친 피실험자를 조사해보니 재미있는 결과가 나왔다. 모든 그룹에서 삶의 만족도, 자기긍정감, 염증 수준의 개선이 확인되었는데, 특히 합창 교실에 참여한 사람들의 개선 수치가 월등히 높았다. 연구팀은 다음과 같이 말했다.

"합창 교실의 점수가 높은 원인은 다른 활동보다 타인과의 관계를 형성하기 쉬웠기 때문으로 보인다. 다 함께 노래를 부르는 행위가 다른 그룹보다 유대감을 높여준 것이다."

이 현상을 심리학에서는 '동조 행동'이라고 부른다. 이름 그대로 다른 사람과 똑같이 행동하는 것을 말하는데, 나치 독일군의 일사불란한 행진이나 북한의 매스게임(수많은 인원이 하나가 된 듯 움직이며 글자나 그림을 완성하거나 대규모 군무를 펼치는 행위이다 - 옮긴이) 등 집단의 결속을 높이기 위해 옛날부터 사용되던 기법이다. 그 정도까지는 아니더라도 학창 시절 체육 시간에 배운 국민체조나 꾸미기 체조 등도 동조 행동의 일종이다.

신뢰감 연구로 유명한 스콧 윌터무스에 따르면 현대 사회에서 동조 행동을 활용하기 위해서는 다음 사항만 확실히 따르면 된다.[20]

- 전원이 가까운 장소에서 할 것
- 같은 순간에 같은 행동을 할 것

이 2가지 조건만 갖춰지면 동조 행동의 내용은 무엇이든 상관없다. 달리기를 해도 좋고, 격투기를 해도 좋고, 헬스장에서 단체 운동을 해도 좋다. 무엇을 선택하든 친밀감을 높이는 효과는 상당히 크다. 다만 올바르게 사용하면 합창이 되고, 악용하면 독재 국가의 매스게임이 될 뿐이다.

우정을 키우는 데는 호혜가 필수다

우정을 쌓기 위한 마지막 포인트는 '호혜'다. 간단히 말하면 '좋아하는 상대에게 이익을 주는 것'이다. 누구나 한 번쯤은 좋아하는 이성의 마음을 끌려고 선물을 준 적이 있을 텐데, 여기에서 말하는 이익은 좀 더 범위가 넓다.

고대 사회의 우정에 대해 생각해보자. 인간의 인지가 처리할 수 있는 친구의 상한선이 5명이라면 우리 선조는 대체 어떤 상대를 친구로 선택했을까? 평범하게 생각하면 자신이 살아남을 확률을 높이기 위해 다양한 기술에 분산 투자했을 듯하다. 사냥을 잘하는 사람, 불을 잘 피우는 사람, 춤과 노래 실력이 뛰어난 사람, 힘이 센 사람 등 뭔가 특기가 있는 동료가 늘어날수록 자신의 유전자를 후세에 남길 수 있는 확률이 높아지기 때문이다.

이런 식으로 보자면 현대에는 돈이 많은 사람, 사회적 지위가 높은 사람, 머리가 좋은 사람, 인맥이 넓은 사람 등이 유리하다. 냉정한 결론이지만 신약 성경에 나오는 "주어라. 그러면 얻을 것이다"라는 말은 세상의 이치다. 우정을 키우려면 반드시 이익을 주고받아야 한다. 이러한 사고방식을 심리학에서는 동맹 가설alliance hypothesis이라고 부른다.[21] 인류가 살아남기 위해서는 어려움에 처했을 때 서로 도울 수 있는 동료가 꼭 필요하다. 따라서 우리는 서로에게 이익이 될 만한 상대를 친구로 선택하도록 진화했다.

이 말을 듣고 '상대에게 줄 게 없는 사람은 어떻게 해야 하지?'라는 의문이 생겼을지도 모르겠다. '그렇게까지 이익을 주고받는 게 중요하다면 재력도 특기도 없는 사람은 어쩌란 말인가?' 하고 말이다. 엄청난 착각이다. 왜냐하면 누구나 반드시 최강의 선물을 갖고 태어나기 때문이다.

우리가 다른 사람에게 줄 수 있는 최강의 선물이란 바로 '신뢰'다. 상대가 '이 사람은 절대 나를 배신하지 않는다'라고 느끼게 하면 둘 사이에는 반드시 단단한 동맹 관계가 생겨난다. 마크 트웨인이 남긴 "그는 사람을 좋아하는 것을 좋아했다. 그래서 사람들은 그를 좋아했다"라는 명언은 과학적으로도 타당한 것이다.

상대가 신뢰감을 느끼게 하려면 먼저 호의를 베풀어야 하는데, 이때 심리학에서는 자기 노출self-disclosure을 중요하게 여긴다. 자기 노출이란 자신의 고민이나 비밀을 숨김없이 털어놓는 행위를 의미하며, 상대에게 '나는 당신을 신뢰하기 때문에 이런 말까지 하는 것이다'라는 신호로 작용한다.

지극히 당연한 말처럼 들리겠지만 실제 대화에서 자기 노출에 성공하는 사람은 그리 많지 않다. 갑작스레 심각한 이야기를 꺼내서 상대를 불편하게 하거나, 반대로 대수롭지 않은 고민거리를 늘어놓아서 지루하게 하는 등 적당한 수준을 지키기란 의외로 어렵다. 이때 사회심리학자 게리 우드의 고전적인 연구가 도움이 된다.[22] 우드 박사는 몇몇 실험을 반복하면서 효과적으로 자기 노출을 할 수 있는 화제를 10가지 유형으로 정리했다.

① 돈과 건강에 대한 걱정
② 요즘 신경에 거슬리는 일
③ 자신의 삶을 행복하고 즐겁게 하는 일
④ 체형, 성격, 기술 등 개선하고 싶은 부분
⑤ 꿈이나 목표, 야망 등
⑥ 자신의 성생활에 관한 부분
⑦ 자신의 약점이나 단점
⑧ 자신이 분노를 느끼는 일
⑨ 자신의 취미나 관심거리
⑩ 창피했거나 죄책감을 느낀 경험

이런 화제는 모두 적당히 자신을 노출하여 상대 마음속의 친구 순위를 높이는 효과가 있다. 동맹 관계를 맺고 싶은 상대가 있다면 이

중에서 마음에 드는 화제를 넌지시 꺼내보자.

이번 장에서는 자연과 친구의 중요성을 살펴보았다. 그러나 여기에서 다룬 해결책이 전부는 아니다. 현대인이 잃어가고 있는 만족 시스템을 활성화하려면 해야 할 일이 수도 없이 많다. 다만 고대인이 어떻게 생활했는지를 떠올리면 크게 길을 벗어나는 일은 없을 것이다. 어디로 가야 할지 방향을 잃었을 때는 주변 환경에서 너무 많은 것, 너무 적은 것, 너무 새로운 것 중에 하나를 찾아서 가능한 범위 안에서 조정해나가자.

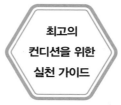

최고의
컨디션을 위한
실천 가이드

자연과 자주 만나라

- 디지털 속 자연을 늘리기 : 컴퓨터와 스마트폰의 배경화면을 산이나 바다 사진으로 변경하자. 가능하다면 일할 때는 주변 소음이 차단되는 헤드폰을 끼고 강이 흐르는 소리나 새소리를 듣자. 또 하루에 한 번은 인터넷으로 대자연 영상을 접하자.

- 관엽식물 : NASA에서 권장한 관엽식물을 골라서 사무실이나 거실 등 항상 보이는 장소에 두자. 관엽식물은 많을수록 좋지만 하나도 없는 것보다는 하나라도 있는 편이 심리적인 영향을 월등히 높인다.

- 공원 : 이틀에 한 번은 최소 10분간 공원의 나무 사이에서 시간을 보내자. 자연과 접촉하는 시간을 한 달에 150분 이상으로 늘리면 더욱 좋다.

- 태양 : 일사량은 사는 지역에 따라 다르니 최소한 하루에 6~20분은 햇볕을 쬐자. 다만 여름철에는 피부가 타서 손상되지 않도록 주의한다.
- 야외 활동 : 1년에 3~4회 캠핑이나 등산, 낚시 등을 하자. 가능하다면 2주에 한 번은 대자연 속에서 지내려고 노력하자.

주변 사람들과의 친밀도를 높여라

- 접촉 시간 : 많은 연구 결과에 따르면 평균 200시간 정도 소통을 거듭하면 대부분 관계가 깊어진다고 한다. 한편 50시간 정도의 접촉만으로는 아무리 대화가 잘 통해도 우정은 깊어지지 않는 듯하다. 우선 200시간을 목표로 친해지고 싶은 상대와 접촉해나가자.
- 동조 행동 : 달리기 동호회, 합창 교실, 악기 동호회 등 누군가와 똑같은 행동을 할 수 있을 만한 모임에 참석해보자. 이때도 총 200시간을 목표로 하면 주변 사람들과의 친밀도가 현격히 높아진다.
- 신뢰 : 게리 우드 박사가 정리한 '효과적으로 자기 노출을 할 수 있는 10가지 화제'를 참고하여 친해지고 싶은 상대와 깊은 대화를 시도해보자. "요즘 돈이 없어서……" 혹은 "욱하는 성격을 고치고 싶은데……" 등 상대에게 고민을 털어놓는 형태로 이야기를 꺼내면 자연스럽게 친분이 돈독해질 수 있다.

Part 6

몸의 스트레스 대응 시스템을 단련하라

기껏해야 스트레스 대책일 뿐이라며 허투루 여기지 말자.

스트레스 조절은 인생의 지배권을 되찾는 작업이기도 하다.

스트레스를 받으면 심장의 엔진은
계속 켜진 상태가 된다

스트레스는 사람을 죽음으로 몰아간다. 어느 날 아침, 잠에서 깬 아내가 평소처럼 거실로 나갔다가 소파에 쓰러진 채 싸늘하게 식은 남편을 발견한다. 황급히 구급차를 부르지만 남편은 대동맥 파열로 새벽녘에 이미 숨졌다는 사실이 밝혀진다. 해부와 정밀 검사를 해보지만 원인은 밝혀지지 않고 결국 사인은 원인 불명으로 처리된다.

최근 들어 이와 유사한 비극이 세계적으로 늘고 있다. 원인은 다양하지만 비극의 공통점은 대부분 과도한 스트레스다. 세계보건기구의 추산에 따르면 세계에서 심장마비로 사망하는 사람은 매년 1,700만 명에 이른다. 그중 25퍼센트는 극심한 스트레스가 원인으로 여겨지며 피해자 수는 해마다 증가하고 있다.

우리의 심장은 정신적인 영향을 받기 쉬운 장기다. 흥분하면 맥박과 혈압이 올라가고 수면이나 휴식 중에는 맥박과 혈압이 내려간다. 둘 다 인류가 진화 과정에서 획득한 생존 시스템이다. 하지만 정신적으로 스트레스를 받으면 심장의 엔진은 계속 켜진 상태를 유지해서 밤이 되어도 쉬지 못한다. 그 결과 심장이나 혈관에 부담이 커져서 돌연사에 이르는 것이다.[1]

예를 들어 마감이 코앞에 닥친 일을 계속 뒤로 미루고 있다고 하자. 무심코 인터넷 창을 클릭해 딴짓을 하는 동안에도 머릿속 한구석에는 미뤄둔 일에 대한 압박감이 들러붙어 있어서 당신의 감정 시스템은 서서히 '위협' 모드로 전환된다. 얼마쯤 시간이 흐른 뒤에는 뇌의 원시적인 부분(편도체)이 동요하기 시작하고 내분비계에 대책을 취하라고 지시한다. 지시를 받은 내분비계는 몸의 각 부위에 신호를 보내 아드레날린, 코르티솔, 부신피질자극호르몬ACTH과 같은 스트레스 호르몬을 분비시킨다.

이 호르몬들은 모두 몸을 전투태세로 바꾸는 스위치다. 아드레날린과 부신피질자극호르몬은 심장박동수를 높여 외부에서 적이 쳐들어와도 재빨리 반응할 수 있도록 태세를 갖추고, 코르티솔은 과도한 염증 반응이 일어나 몸이 움직이지 않게 되는 상황을 방지한다.[2]

원시 사회라면 이 시스템은 제대로 작동한다. 사자나 표범에게 습격당했을 때는 순간적으로 온몸을 흥분 상태로 전환하여 도망칠지 싸울지를 곧바로 선택하게 하고, 사태가 종료되어 스트레스 호르몬이 임무를 완수하면 몸을 신속히 원래 상태로 되돌린다. 그러나 할 일을 계속 뒤로 미루면 공황에 빠진 뇌는 코르티솔을 늘리라고 계속 지시를 내리고 우리 몸은 조금씩 스트레스 호르몬에 익숙해진다. 각성제에 중독된 사람과 비슷한 상태다.

일단 이렇게 되면 사태는 순식간에 악화된다. 원래는 코르티솔이 면역 체계의 균형을 맞춰줬는데 이제는 브레이크가 완전히 망가진 자동차나 다름없다. 폭주한 백혈구가 세포에 손상을 입혀 머지않아 심장병, 비만, 노화 촉진과 같은 증상이 나타나기 시작한다. 최초의 작은 스트레스가 호르몬의 연쇄 반응을 일으켜 결국 전신을 망가뜨리는 것이다.

인체의 스트레스 처리 시스템은 어디까지나 숲이나 초원에서 맞닥뜨린 긴급한 위기에 대응하기 위해 진화했다. 따라서 단기적으로 끝나는 급성 스트레스는 능숙하게 처리하지만 현대의 만성적인 스트레스는 제대로 처리하지 못한다.

과연 이 부조화를 해결하려면 어떻게 해야 할까? 일반적으로 병에 대처하려면 응급처치와 근본 치료를 적절히 병행해야 한다. 예컨대 꽃가루 알레르기로 콧물이 멈추지 않는 경우 단기적으로는 비염약을 먹어서 증상을 가라앉히고, 이와 동시에 탈감작 요법(알레르기성 질환이 있는 환자에게 미량의 알레르겐을 투여해 면역 반응을 완화시키는 치료법이다-옮긴이) 등으로 꾸준히 체질을 개선해나가야 한다.

스트레스도 마찬가지다. 업무상 실수나 직장 내 인간관계 같은 일상적인 스트레스는 일단 응급처치로 견디면서 장기적으로는 유연한 정신력을 길러야 한다. 응급처치만으로는 근본적인 문제가 해결되지 않고, 근본 치료만으로는 성과가 나기 전에 마음이 피폐해지고 말 것이다. 그래서 이번 장에서는 먼저 응급처치용 스트레스 대책을 정리한 다음 근본적인 치료법을 살펴보겠다. 물론 여기에서도 밑바탕은 진화론적 관점이다.

스트레스를 느낄 때 효과적인 한마디는?

수많은 사람 앞에서 연설하는 장면을 상상해보자. 당신의 머릿속은 '해야 할 말을 까먹으면 어떡하지?', '사람들이 비웃으면 어떡하지?'와 같은 생각으로 가득해지고 머지않아 온몸에 스트레스 반응이 일어날 것이다. 아드레날린 탓에 심장이 쿵쾅쿵쾅 뛰고 긴장해서 손이 덜덜 떨릴지도 모른다.

이런 상황에서 가장 효과적인 응급처치는 '재평가reappraisal'다.[3] 이름은 어렵게 느껴지지만 방법은 아주 단순하다. 연설 직전에 스트레스 반응이 나타나면 자기 자신에게 "재미있겠다!" 혹은 "흥분돼!"라고 말해주면 된다.

미국 하버드의 앨리슨 브룩스 교수는 300명을 대상으로 진행한 실험에서 재평가의 효과를 입증했다. 모든 피실험자에게 연설이나 노래, 수학 시험 등을 지시한 결과, 자신에게 나타난 스트레스 반응을 '흥분된다'고 긍정적으로 해석한 그룹이 각각 17~22퍼센트나 성적이 좋아진 것이다. 브룩스 박사는 말했다.

"우리는 자신의 감정을 조절하고 의도적으로 영향을 줄 수 있다. 자신의 스트레스를 말이나 생각으로 바꾸면 어떤 감정이든 재구축할 수 있다."

가령 길을 가는데 모르는 사람이 갑자기 버럭 화를 내며 소리를 질렀다고 하자. 평소라면 "뭐야, 이 자식!" 하고 머리에 피가 거꾸로 솟을 만한 상황이지만 한 발짝 물러서서 '저 사람한테 뭔가 나쁜 일이 있었는지도 몰라' 하고 생각을 바꿔보는 것도 재평가의 일종이다. 그렇게만 해도 감정의 파도가 어느 정도는 가라앉는다.

재평가가 효과적인 이유는 원래 긴장과 흥분이라는 감각이 둘 다 인체 반응이라는 점에서는 똑같기 때문이다. 사람들 앞에서 연설할 때든, 회사에서 승진이 결정됐을 때든 인간의 몸은 똑같이 심장이 벌렁거리고 똑같이 코르티솔이 분비된다. 이때 우리 몸은 외부 자극에 태세를 갖출 뿐, 그 반응을 긴장과 흥분 중 어느 쪽으로 해석할지는 뇌의 몫이다.

고대의 환경을 떠올려보면 당연한 이야기다. 사바나에서 맹수가 공격해올 때든, 먹음직스러운 사냥감을 발견했을 때든 곧바로 행동에 나서야 한다는 점에서는 두 상황에 차이가 없다. 이때 대처하는 시스템이 2개로 나뉘어 있다면 반응하는 속도만 늦어질 뿐이다.

또 재평가는 사용하면 사용할수록 당신을 스트레스에 강하게 만든다. 피실험자의 뇌를 기능성 자기공명영상[fMRI]으로 관찰한 실험에서는 나쁜 경험을 긍정적으로 재해석한 직후에 편도체의 활동이 줄어들었고, 재평가에 익숙해진 피실험자일수록 부정적인 경험을 해도 뇌가 공황에 빠지지 않았다.[4] 즉 재평가는 감정에 근력을 키우는 운동으로도 활용할 수 있다.

다만 이 기법은 긴급할 때만 사용하자. 아무리 스트레스의 영향을 생각으로 바꿀 수 있다고 해도 모든 부정적인 경험을 긍정적으로 해석할 수는 없다. 긴장한 상황에서 냉정하게 판단하고 싶을 때나 다른 사람의 부정적인 감정에 휩쓸릴 듯할 때 사용하기를 추천한다.

수면 부족은
빚처럼 쌓이면 안 된다

'수면 부채'라는 말이 있다. 수면의 양을 빚에 비유한 표현으로 수면 부족이 매일 조금씩 쌓이면 결국에는 채무 초과에 이르러 다양한 질환을 일으킨다는 의미가 담겨 있다. 50년 전 미국 스탠퍼드대학교의 윌리엄 디먼트가 최초로 고안한 표현인데 그 후로 수많은 임상 시험에서 수면 부채의 영향이 얼마나 큰지 밝혀졌다.

수면 부채가 무서운 이유는 자기도 모르게 빚이 차곡차곡 쌓인다는 점 때문이다. 가령 하루에 30분씩 수면 부족이 이어지는 경우, 처음에는 빚이 적어서 마음이 편하지만 그대로 방치하면 빚이 산더미처럼 늘어서 가계가 파탄 나고 만다. 심장병이나 우울증 같은 증상이 나타났을 때는 이미 엎질러진 물이다.[5]

이런 현상이 일어나는 이유는 수면에 낮 동안 받은 스트레스를 회복시키는 작용이 있기 때문이다. 우리가 잠들면 뇌는 45~60분 이내에 완전히 휴식 상태에 들어가 뼈와 근육을 성장시키거나 면역계를 강화하는 등의 작업을 한다. 1~2시간이 더 지나면 렘수면으로 전환되면서 이번에는 대뇌가 활동을 시작하고 낮에 겪은 나쁜 경험이나 기억을 불러들여 모든 정보를 처리한다. 하룻밤 자고 일어나면 전날 겪은 안 좋은 일이 쉽게 잊히는 이유는 수면이 기억을 정리정돈해주기 때문이다.

그런데 오랜 기간 수면 부채가 지속되면 몸과 뇌가 받은 손상을 복구할 시간이 없어진다. 처리되지 않고 남은 피로와 스트레스는 조금씩 몸을 파괴하고, 결국에는 손을 쓸 수 없는 염증으로 변해간다.

수면 부채는 스스로 깨닫지 못한 사이에 차곡차곡 쌓이므로 개선하려면 우선 수면의 질이 좋은지 어떤지를 판단해야 한다. 이때는 스탠퍼드대학교에서 이루어진 체계적 문헌 고찰^{systematic review} (기존의 연구 결과를 철저히 수집, 분석하여 객관적이면서도 종합적인 결론을 도출하는 연구 방법이다 – 옮긴이)이 참고할 만하다.[6] 이 연구는 과거 연구 277건을 정리한 역작으로 질 좋은 수면을 객관적으로 파악하는 방법에 대해 신뢰할 만한 결론을 도출했다. 전문가들의 의견이 일치한 질 좋은 수면의 신호는 다음과 같다.

- 잠자리에 누우면 30분 안에 잠든다.
- 자다 깨는 횟수는 1회 이하이다.
- 자다 깨더라도 20분 안에 다시 잠든다.
- 총 수면 시간의 85퍼센트 이상을 침실에서 자는 데 할애한다(낮잠이나 출퇴근길 쪽잠 등의 합계가 15퍼센트를 넘지 않는다).

이 4가지를 모두 충족하는 게 질 좋은 수면의 최소한의 조건이며, 하나라도 해당하지 않는 사항이 있다면 수면 부채가 쌓일 가능성이 높다. 이 점을 염두에 두고 구체적인 대책을 살펴보자.

우량 호르몬 멜라토닌을 늘리는 수면법

수면을 개선하는 데 가장 중요한 것 또한 자연이다. 앞서 소개한 대로 생활에 자연을 도입하여 꾸준히 실천하고 있다면 당신의 수면 수준은 이미 어느 정도 개선되었을 것이다. 인류는 고대부터 풍부한 자연음과 나무에 둘러싸여 잠들었고, 우리 몸은 자연 속에 있기만 해도 수면의 질이 좋아지도록 설계되었기 때문이다.

2016년 미국 콜로라도대학교에서는 피실험자들을 겨울 산에서 생활하게 하는 실험을 진행했는데, 이틀 후 피실험자 전원의 멜라토닌이 증가하는 현상이 확인되었다.[7] 멜라토닌은 우리의 체내 시계를 조절하여 자연스럽게 졸음이 오게 하는 호르몬이다. 보통은 해가 저물 때부터 멜라토닌의 혈중 농도가 높아지기 시작하지만 밤늦게까지 인공조명에 노출되면 분비되는 시기가 늦어진다. 밤에도 잠들지 못하는 현대인이 많은 것은 멜라토닌이 분비되는 시기가 늦어진 탓이다.

자연환경을 이용해 멜라토닌 분비를 개선할 경우, 야외에서 보내는 시간이 길수록 효과가 높아진다. 콜로라도대학교에서는 2013년에도 비슷한 실험을 실시했는데 일주일간 캠핑을 한 피실험자는 멜라토닌 분비가 증가하는 타이밍이 2.6시간 빨라졌다. 또 캠핑 시기를 여름철로 바꾸자 평소보다 4.6시간이나 빨리 멜라토닌이 분비되기 시작했고 체내 시계의 주기가 일출 및 일몰 시간과 일치했다. 즉 생체 리듬이 태양의 움직임에 맞춰지기 시작한 것이다. 연구팀은 다음과 같이 설명했다.

"체내 시계는 자연광을 단 이틀만 받아도 69퍼센트나 변화했다. 현대 건축은 이 연구 결과를 참고하여 자연광을 받을 수 있도록 설계하는 편이 좋을 듯하다."

캠핑 실험에 참가한 피실험자들은 고작 이틀 동안 야외 활동을 했을 뿐인데도 평소보다 태양광을 13배나 많이 받았다.

수면 부채를 갚고 싶다면 낮에는 햇볕을 가능한 한 많이 쬐고 밤에는 실내조명을 최대한 어둡게 하자. 이에 더해 정기적으로 캠핑을 해서 멜라토닌을 관리하면 수면 부채는 조금씩 줄어들 것이다.

침실을 어둡게 하려면 차광 커튼을 설치하는 게 가장 좋지만 응급조치로는 수면 안대와 귀마개도 괜찮다. '수면을 개선하는 방법은 무엇인가'라는 의문에 대해 조사한 코크런 연합 Cochrane Collaboration (비영리 의학 전문가 그룹이다 - 옮긴이)의 리뷰 논문에서 귀마개, 안대, 마사지, 아로마 테라피, 수면 유도 음악 중 효과가 입증된 방법은 안대와 귀마개뿐이었다.[8] 그 밖의 방법은 효과가 확실하게 확인되지 않았다. 안대와 귀마개를 함께 사용하면 잠자는 동안 스트레스 호르몬은 줄어들고, 반대로 멜라토닌 양은 늘어난다. 아로마 테라피나 마사지의 긴장 완화 효과를 부정하는 것은 아니지만 현시점에서는 안대와 귀마개를 이용하는 게 가장 확실하다.

또 정기적으로 야외 활동을 하기 힘들다면 멜라토닌 보충제를 먹는 것도 방법이다. 일종의 호르몬제여서 효과가 상당히 좋고, 코크런 연합의 리뷰 논문에서도 소음이나 조명 때문에 잠들지 못하는 경우에는 안대와 귀마개보다 하루에 멜라토닌 1밀리그램을 먹는 편이 더 효과적이라고 결론지었다(한국에서는 전문의약품으로 분류되어 처방전

없이는 구매할 수 없다 - 옮긴이).

호르몬제라고 하면 덜컥 겁이 날지도 모르지만 멜라토닌은 수많은 보충제 중에서도 안전성이 높은 성분이다. 한 실험에서는 6세 아동 44명이 3.8년 동안 멜라토닌을 하루에 5밀리그램씩 먹었는데도 부작용이 나타나지 않았다.[9] 대부분의 실험에서 하루에 0.5~1밀리그램이면 숙면을 취할 수 있다고 입증되었으므로 어지간히 대량으로 먹지 않는 한 문제는 없을 것이다.

멜라토닌 보충제를 사용할 경우에는 잠자리에 들기 30~120분 전에 0.5밀리그램을 복용하자. 그래도 효과가 없다면 일주일마다 0.5밀리그램씩 늘려가면 된다. 다만 멜라토닌은 어디까지나 체내 시계를 조절하는 데 사용하는 보충제이므로 아침이나 낮에 복용하면 좋지 않다. 과거 실험에서도 아침에 멜라토닌을 복용한 그룹은 당뇨병에 걸릴 위험이 높아진다고 보고되었으므로 주의하자.

요령 있는 낮잠으로
피로에서 완전히 벗어나라

수면 부채는 자기도 모르게 차곡차곡 쌓이므로 갚을 때도 차근차근 갚아나가는 게 중요하다. 이때 도움이 되는 방법이 낮잠이다. 낮잠 연구는 1990년대부터 시작되었는데, 예를 들어 한 실험에서는 건강한 남녀 104명을 수면이 부족한 상태로 만든 다음 몇 분에서 몇 시간 동안 낮잠을 자게 했더니 주의력과 논리적 사고 등이 큰 폭으로 개선되었다.[10]

이후에도 비슷한 후속 연구가 이어졌는데[11] 공군 조종사를 대상으로 진행된 NASA의 연구에서도 40분 동안 낮잠을 잔 후 업무 효율이 34퍼센트 개선되고 주의력은 100퍼센트 완전히 회복되는 등 수면 부채의 손상을 예방하는 효과가 널리 확인되었다. 최근에는 구글과 우버 같은 유명 기업에서도 낮잠을 권장하고 있으며 특히 구글은 에너지팟^{energy pod}이라는 낮잠 전용 기구까지 도입했을 정도다.

사실 수면에 문제가 없는 수렵채집인도 낮잠을 잔다. 미국 캘리포니아대학교에서 볼리비아에 거주하는 치마네^{Tsimane}족의 생활을 3년에 걸쳐 기록한 연구에서는 다음과 같은 사실이 밝혀졌다.[12]

- 여름에는 연간 수면 시간 중 22퍼센트를 낮잠이 차지한다.
- 겨울에는 연간 수면 시간 중 7퍼센트를 낮잠이 차지한다.

이렇듯 수렵채집인들도 보통 낮잠으로 체력을 회복하는 듯하다.

현시점에서는 어느 정도 낮잠을 자는 게 가장 적당한지까지는 밝혀지지 않았지만 많은 연구에서 1회당 15~30분 정도면 리프레시 효과를 얻을 수 있다는 결과가 나왔다. 수렵채집인도 낮잠을 1회당 15분 정도 잔 경우가 많으므로 일단 이 정도 수준부터 시도해보자.

처음에는 '20분만 자고 일어날 자신이 없다'는 생각이 들지도 모르지만 걱정할 필요는 없다. 한 실험에서는 편안한 의자에 앉아 15분간 눈만 감고 있어도 잠을 잘 때와 비슷한 뇌파가 측정되었고 기억 테스트 결과도 높아졌다는 결과가 나왔다.[13] 낮잠을 잘 못 자는 사람도 일단은 10~15분간만 눈을 감고 아무것도 하지 않는 시간을 마련하자.

최근에 낮잠의 리프레시 효과를 높이는 방법으로 '커피 냅coffee nap'이라는 기법도 개발되었다. 방법은 아주 간단해서 15~20분간 낮잠을 자기 직전에 커피 한 잔만 마시면 된다. 커피와 낮잠이라니, 뜻밖의 조합 같지만 몇몇 실증 연구에서 효과가 확인되었다. 구체적으로는 한 실험에서 졸음을 느끼는 피실험자에게 커피를 마신 후에 15분간 낮잠을 자게 했는데, 일반적인 방식으로 낮잠을 잔 그룹보다 드라이빙 시뮬레이터의 성적이 높았다.[14] 일본에서 이루어진 연구에서도 낮잠을 자기 전에 카페인 알약 200밀리그램을 복용한 학생은 피로감이 줄고 기억력 테스트의 성적이 높아졌다.[15]

이런 현상이 일어나는 것은 카페인이 뇌에 도달하기까지 걸리는 시간이 20분이기 때문이다. 그래서 커피를 마시고 나서 20분 후에 눈을 뜨면 낮잠의 리프레시 작용에 카페인의 자극이 결합되어 상승효과를 일으킨다. 낮잠의 효과를 높이고 싶은 사람은 시도해보기 바란다.

걷기만으로도
스트레스는 크게 줄어든다

2016년 미국 애리조나대학교의 인류학자 데이비드 라이클렌은 탄자니아에서 구석기 시대에 가까운 수렵채집 생활을 하는 하드자족의 운동량을 조사했다.[16] 심박계와 GPS로 낮 동안의 활동량을 측정한 다음 혈압과 체내 염증 수준을 확인한 것이다. 수렵채집인의 활동량은 상상을 훨씬 뛰어넘었다. 그들은 하루에 75분간 MVPA^Moderate to Vigorous Physical Activity (중간 강도 이상의 신체 활동)를 하는데, 이는 선진국 평균보다 14.8배나 많은 수준이다. 60세 이상의 노년층도 18세 청년과 활동량이 비슷했고 콜레스테롤이나 염증으로 고생하는 사람도 없었다.

MVPA는 빨리 걷기에서 달리기 정도의 운동 수준을 가리킨다. 많은 선진국에서는 건강을 유지하려면 일주일에 150분은 MVPA를 해야 한다고 권고하는데 하드자족은 그 기준을 고작 이틀 만에 달성한다는 계산이 나온다. 라이클렌 박사는 말했다.

"하드자족은 선진국 사람들에 비해 많은 시간을 MVPA에 사용한다. 200만 년에 걸쳐 수렵채집 생활을 지속해온 우리 선조도 오랜 시간의 MVPA에 적응했을 것이다."

모든 부족이 하드자족만큼 활동량이 많다고 단정할 수는 없지만 인류가 장시간 활동하는 데 적응했던 것만은 틀림없다.

최근 몇 년 사이 운동의 장점을 나타내는 연구 결과가 급증하고 있다. 예를 들어 2016년 호주 캔버라대학교에서는 신뢰도 높은 메타 분석을 실시했다. 과거에 발표된 운동과 뇌에 관한 논문 중에서 질 높은 연구 36건을 선정해서 운동으로 우리의 기량이 얼마나 높아지는지를 조사한 것이다.[17] 이 실험을 통해 알게 된 사실은 어떤 운동이든 어느 정도 강도가 있으면 뇌에 좋은 영향을 미친다는 점이다. 근력운동이든, 달리기든, 수영이든 종류는 상관없다. 일단 몸을 움직이면 당신의 뇌 기능은 확실히 높아진다. 운동으로 뇌의 성능이 높아지는 최저 수준은 다음과 같다.

- 1회당 45~60분 정도 운동하면 스트레스가 개선되고 인지 기능이 향상된다.
- 주 2회 운동과 주 4회 운동의 효과에는 큰 차이가 없다.
- 운동의 강도는 가볍게 숨이 찰 정도에서 기진맥진할 정도 사이여야 효과가 있다.

기본적으로는 '조금 힘든 운동을 주 2회 45분씩'을 기준으로 삼는 것이 뇌 기능을 향상할 수 있는 최저 수준이다. 당신의 기량을 최대한 끌어올리고 싶다면 이 기준을 꼭 준수하기 바란다.

다만 운동하는 목적이 스트레스를 줄이는 데만 있다면 그렇게까지 운동에 시간을 들일 필요는 없다. 독일 카를스루에공과대학교의 실험에서는 주 2회 30~60분 가볍게 걷기를 실시한 학생은 아무 운동도 하지 않은 그룹에 비해 스트레스가 줄고 기말시험 성적도 눈에 띄게 올라갔다.[18] 연구팀은 많은 사람이 걷기의 힘을 과소평가한다고 말했다.

"걷기 운동을 하면 콜레스테롤과 혈압이 낮아지고 체중도 줄어든다. 하지만 이런 장점을 전부 합치더라도 걷기가 심장병에 효과적인 이유 중 59퍼센트만 설명이 가능하다. 나머지 41퍼센트는 걷기가 스트레스 반응을 개선해주기 때문으로 추정된다."

걷기는 우리 생각보다 훨씬 강력한 힘을 갖고 있다. 의자에서 일어나 몇 분만 산책해도 당신의 스트레스는 급격히 줄어든다.

운동이 스트레스에 효과적인 이유에는 여러 가설이 있는데 그중 가장 유력한 것은 '운동이 몸의 스트레스 대책 시스템을 단련시킨다'는 관점이다. 우리 몸의 순환기와 근육은 뇌신경과 연결되어 있어서 늘 신호를 주고받는데, 운동을 하지 않으면 뇌신경과 몸의 연결이 약해져서 소통이 끊기고 만다. 인간의 스트레스 대책 시스템은 뇌부터 장기까지 긴밀하게 연계되어야만 제대로 기능한다. 다시 말하면 운동은 몸과 뇌를 다시 연결하는 작용을 한다.

어느 정도 강도만 있다면 어떤 운동이든 상관없으므로 주 2~3회씩 꾸준히 할 수 있는 운동을 선택하자. 최소 12분간 빠르게 걸어도 당신의 뇌 성능은 확실히 높아진다.

빠지면 헤어날 수 없는
초정상 자극의 정체

수면과 운동은 진화의학적으로 '너무 적은' 요소를 어떻게 극복할지에 초점을 맞췄다. 이제부터는 관점을 바꾸어 '너무 새로운' 요소를 멀리하여 스트레스에 대처하는 방법을 살펴보겠다.

이때 가장 먼저 생각할 문제는 '초정상 자극supernormal stimulus'이다. 동물행동학의 아버지 콘라트 로렌츠가 발견한 현상으로, 자연계에는 존재하지 않는 것에 본능이 반사적으로 반응해버리는 상태를 의미한다.

예컨대 검은머리물떼새라는 새는 본능적으로 큰 알을 선택해서 품으려는 성질이 있다. 그래서 연구자가 진짜 알보다 큰 모형 알을 주면 자기가 낳은 알을 버리고 모형 알을 품으려고 한다. 왜냐하면 검은머리물떼새에게는 '큰 알을 품어야 더 건강한 개체를 낳을 수 있다'고 간주하는 프로그램만 갖춰졌기 때문이다. 자연계에는 거대한 모형 알 같은 건 존재하지 않으므로 '이 알은 가짜일지도 모른다'고 의심하는 시스템을 탑재할 필요가 없다. 그 결과 검은머리물떼새는 쉽사리 속아 넘어가는 것이다.

하지만 새들을 비웃고 넘어갈 일만도 아니다. 현대인은 동물보다 더 초정상 자극에 휘둘리고 있으니 말이다. 이해하기 쉬운 예가 포르노다. 화면에 비치는 남녀의 행위는 과거에 기록된 데이터를 재현한 것일 뿐 실시간으로 이루어지는 일이 아니다. 그런데도 인류가 진화한 환경에 포르노 같은 건 없었던 탓에 우리 뇌는 검은머리물떼새처럼 쉽게 흥분하고 만다. 비현실적으로 가슴이 큰 여배우나 현실에서는 찾아보기 힘든 팔등신 꽃미남 캐릭터가 인기를 끄는 것도 그런 개체가 고대 환경에서는 생존율이 더 높았기 때문이다.

이런 상태가 이어지면 뇌는 단순한 자극에 만족을 느낄 수 없게 되어 더 큰 흥분을 찾아 폭주하기 시작한다. 포르노를 끊지 못하는 현상은 전 세계적으로 보고되고 있으며 최근에는 《정신 질환 진단 및 통계 편람》의 최신판에도 '성 과잉 장애'라는 진단명이 등장했다. 포르노에 의존하는 현상이 도덕성 부족이 아니라 의학적인 중독 증상으로 인식되고 있는 것이다.

초정상 자극은 현대 사회 곳곳에서 나타난다. 예컨대 정크 푸드도 그중 하나다. 당과 지방이 절묘하게 어우러진 햄버거나 과자는 우리 혀에 초정상 자극을 안겨준다. 당과 지방은 둘 다 고대인이 살아남는 데 꼭 필요한 에너지원이어서 인류의 뇌는 비타민이나 미네랄보다 열량에 반응하도록 진화했다. 물론 포르노나 정크 푸드가 해롭다는 말을 하려는 게 아니다. 중요한 점은 현대에 흘러넘치는 초정상 자극의 존재를 깨닫고 자신의 반응을 조절해가는 것이다. 우리는 포르노나 정크 푸드에 조종당하는 게 아니라 그것을 조종하는 측에 서야 한다.

디지털 환경부터
통제하라

멀리해야 할 초정상 자극은 아주 많지만 일단 디지털 환경부터 통제하기를 추천한다. 스마트폰은 현대인의 집중력을 약화시키고 SNS는 소통의 질을 떨어뜨린다. 인터넷과 스마트폰은 우리의 생산성을 높인 한편 폐해도 함께 안겨주었다.

2008년 미국 의료정보학회^ANA는 '인터넷 및 비디오 게임 중독'을 정식 진단명으로 권장했다. 미국 하버드의 조사에 따르면 인터넷 사용자 중 5~10퍼센트는 의존 성향이 나타났는데, 그들은 인터넷에 연결되지 않은 상황에서 도박 중독과 비슷한 금단 증상을 보였다.

그 밖에 스마트폰을 오래 사용하는 사람일수록 사회 불안 수준이 높다는 연구 결과나 집에서 계속 스마트폰을 사용하는 사람은 업무 중에 받은 스트레스가 회복되지 않는다는 보고도 있다. 디지털 기기가 현대인의 정신 건강에 부담을 주는 것은 분명한 사실이다.[19]

인터넷 사이트와 SNS가 우리의 생산성을 떨어뜨리는 것 또한 명백하다. SNS의 알림음이 울릴 때마다 하던 일을 멈추거나 업무 중에 갑자기 트위터나 인스타그램의 타임라인이 궁금해서 좀이 쑤시는 상황은 모두 현대에서 익숙한 광경이다.

원시의 숲과 사바나에서는 정보와 의사소통에 생존이 달려 있었다. 효율적으로 사냥할 수 있는 곳은 어디인가, 감염증에 효과가 있는 약초는 무엇인가, 누가 내 편이 될 듯한가……. 혹독한 환경을 헤쳐 나가려면 효율적인 정보 수집이 꼭 필요하다. 그래서 인류의 뇌에는 새로운 정보나 사회적 의사소통에 쾌감을 느끼는 시스템이 구비되었다.

인터넷과 SNS는 이 쾌락 시스템을 자극한다. 우리가 진화하는 동안에는 클릭 한 번으로 정보가 들어오고 필요하면 언제든 의사소통할 수 있는 상황이 없었다. 난치병 드라마나 자선 프로그램을 '감동 포르노'라고 부르기도 하는데, 그런 관점에서 보면 지금의 뉴스 사이트는 '정보 포르노', SNS는 '소통 포르노'라고 할 수 있다.

하지만 다행히도 우리 뇌는 유연성이 높아서 초정상 자극으로 입은 손상을 완전히 복구할 수 있다. 정신과 의사인 노먼 도이지가 실시한 연구에 따르면 성욕 장애 환자에게 얼마간 포르노 시청을 중단하게 하자 신경망의 흥분 상태가 서서히 약해지면서 원상태로 회복했다고 한다.[20] 마약 중독 치료와 마찬가지로 일단 초정상 자극을 끊는 기간을 마련하면 되는 것이다.

디지털 단식으로!

2012년 IT 전문 작가였던 폴 밀러는 흥미로운 실험을 했다.[21] 업무 필수품이었던 스마트폰과 인터넷을 끊고 1년 동안이나 '디지털 단식'에 들어간 것이다. 당시 26세였던 밀러는 빠르게 변화하는 IT 업계의 속도를 따라가느라 책을 읽을 시간도, 가족과 함께할 여유도 없었고 뇌는 터지기 일보 직전이었다. 그는 당시의 심경을 "웹브라우저 너머에는 '진짜 삶'이 기다리고 있지 않을까 하고 생각했다"라고 기록했다. 결과는 상상을 넘어설 정도였다. 일에 지장이 생길 줄 알았는데 반대로 생산성이 높아져 예전보다 훨씬 빠른 속도로 원고를 완성했다.

"어떻게 그럴 수 있었는지는 스스로도 잘 모르겠지만, 나는 어느새 소설을 절반이나 완성하고 매주 편집부에 에세이를 써서 보냈다. 어떤 달에는 편집장에게 너무 많이 쓴다고 푸념을 들을 정도였다. 이런 일은 지금까지 단 한 번도 없었다. 확실히 조금 지루하고 조금 외롭기는 했다. 하지만 이로 인해 멋진 변화가 찾아왔다. 자극이 부족하고 지루한 시간 덕분에 내가 정말로 소중히 여기는 일을 하고 싶다는 의욕이 생긴 것이다."

디지털 단식의 첫걸음으로 효과적인 또 다른 방법은 미리 SNS나 메일을 확인하는 시간을 정해두는 것이다. 캐나다 브리티시컬럼비아대학교에서 실시한 실험에서 스마트폰의 알림 설정을 꺼두고 메일 확인 횟수를 하루에 3회로 줄인 피실험자는 업무 중의 긴장감과 스트레스가 줄어들었다.[22] 방법은 아주 간단하다. "정오에서 오후 1시까지는 메일을 확인한다", "인스타그램은 월, 수, 금요일에만 확인한다"라고 다이어리에 기입해두기만 하면 된다. 그것만으로 당신의 생산성과 행복도에는 커다란 차이가 생긴다. 처음에는 조금 불안할지도 모르지만 조금씩 흥분 시스템이 안정을 되찾고 머지않아 만족 시스템이 가동될 것이다.

도이지 박사는 디지털 단식을 '실연'에 비유한다. 환자 대부분이 사랑해 마지않는 인터넷이나 게임과 멀어진 직후에 애인과 헤어졌을 때와 비슷하게 반응하기 때문이다. 하지만 얼마 지나지 않아 슬픔은 가벼운 지루함과 허전함으로 변하고, 조금 더 지나면 기분 좋은 평온함으로 바뀐다. 그사이에도 머릿속에서는 신경세포의 배선이 다시 연결되어 당신의 뇌는 글자 그대로 초기화된다.

스트레스 반응은 절대 해로운 게 아니다. 고대 환경에서는 우리를 외부의 적으로부터 보호하고 목숨을 부지할 수 있도록 도와준 중요한 기능이다. 문제는 스트레스가 만성이 되는 것이다. 수면 부채나 초정상 자극 같은 스트레스는 당신도 모르는 사이에 당신의 목숨을 갉아먹는다. 기껏해야 스트레스 대책일 뿐이라며 허투루 여기지 말자. 스트레스 조절은 인생의 지배권을 되찾는 작업이기도 하다.

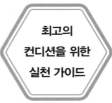

최고의
컨디션을 위한
실천 가이드

이것만 실천해도 피로와 멀어질 수 있다

- 재평가하기 : 일상에서 긴장을 느끼면 "흥분된다!"라고 바꿔 말하고,
  누군가가 당신의 기분을 언짢게 하면 '저 사람한테 안 좋은 일이 있
  었을지도 몰라' 하고 생각을 바꾸려고 의식하자. 많은 연구에 따르면
  2~6주 정도 소소한 재평가를 꾸준히 진행하면 뇌가 확실히 스트레스
  에 강해진다고 한다.
- 질 좋은 수면 : 먼저 수면의 질이 좋은지 판단하자. 그다음 밤에는 귀
  마개와 안대를 사용하자. 잠잘 때는 실내 전등을 5럭스^{lux} 이하로 낮추
  려고 노력하자. 가능하다면 2급 이상의 차광 커튼을 사용하는 게 이상
  적이다.
- 낮잠 : 계속 잠이 부족하다는 느낌이 들면 정오에서 오후 2시 사이에

15~20분간 낮잠을 끼워 넣자. 잠이 오지 않더라도 10분간 눈만 감고 있어도 밤잠은 확실히 개선된다. 이때 생산성을 더욱 높이고 싶다면 낮잠을 자기 직전에 카페인 200밀리그램을 복용하는 커피 냅을 시도 해보자.

- 걷기 : 일주일에 최소한 2~3일은 12분 이상 빠르게 걷기(시속 6킬로 미터 이상)를 실시한다. 가능하다면 일주일에 150분 이상 걷도록 노력 해보자. 해가 질 무렵에 기분 좋은 피로를 느낄 정도로 걷기 운동을 하 면 수면의 질도 개선할 수 있다.

- 디지털 단식 : 메일, 카카오톡이나 라인, 트위터, 페이스북 등은 사전 에 사용 시간을 정해두자. "오후 1시부터 30분 동안만 메일을 확인한 다", "오후 6시부터 10분 동안만 카카오톡 메시지를 확인한다"와 같이 세세하게 시간을 정해둘수록 효과가 높다. 하루에 1시간 이상 SNS를 이용하는 사람은 컴퓨터에 셀프컨트롤Self Control 같은 접속 차단 프로 그램을 설치하고 스마트폰에서 전용 애플리케이션을 삭제하자. 가능 하면 주변 사람들에게 "앞으로 일주일 동안은 댓글을 달지 못할 거야" 라고 미리 말해두고 얼마간 완전히 SNS를 사용하지 않는 생활에 도 전해보자.

Part
7

자신의 가치관을 파악하고 그것에 따른 삶을 살아라

●

자기 가치관을 따르는 사람일수록 오래 살고 연소득이 많다.
가치관이 뚜렷한 사람은 자연스럽게 몸에 좋은 음식을

먹고 꾸준히 운동한다.

막연한 불안을 없애는
단 하나의 방법

이번 장부터는 불안 대책에 들어가겠다. 구체적인 방법론에 들어가기 전에 앞으로의 기본 전략을 간략히 살펴보자.

3장에서 농경을 시작하면서 생긴 '미래'의 개념 때문에 현대인이 막연한 불안에 사로잡히게 되는 메커니즘을 설명했다. 고대 사람들과 달리 미래에 대한 감각이 멀어진 탓에 앞이 보이지 않는 불안이 탄생한 것이다. 한편 수렵채집인의 미래는 하루 단위이므로 앞날에 대한 불안은 생기지 않는다. 그들은 시간을 초월한 감각으로 모든 것이 현재인 삶을 살기 때문이다.

그러나 이미 미래라는 개념이 생겨버린 현대인이 이제 와서 원시의 감각으로 되돌아가기란 불가능하다. 그렇다면 우리가 취해야 할 전략은 하나뿐이다. 즉 미래를 지금에 가깝게 가져오는 일이다. 여기에서 말하는 미래란 실제 시간의 흐름을 의미하는 게 아니다. 문제의 핵심은 '미래의 자신과 현재의 자신이 심리적으로 얼마나 가까운가'이다.

예컨대 "5년 후의 자기 모습을 상상해보세요"라는 말을 들었을 때 당신의 내면에는 어떤 감각이 생겨나는가? 5년 후의 당신은 지금의 당신과 존재감이 비슷하게 느껴지는가, 아니면 생판 모르는 사람처럼 머나먼 존재로 느껴지는가? 만일 전자라면 미래와 심리적인 거리가 가깝고, 후자라면 심리적인 거리가 먼 것이다. 이것을 심리학에서는 '자기연속성'이라고 부른다.

여기에서 주의할 점은 자기연속성이 미래의 자신을 구체적으로 상상할 수 있는지의 문제가 아니라는 것이다. 만일 5년 후의 자신을 '수영장이 딸린 근사한 집에서 살고, 아이는 둘이고, 차는 3대이고……'처럼 사실적으로 상상했다고 해도 지금의 자신과 연결된 감각이 없다면 현재와 미래의 심리적인 거리는 멀다. 반대로 5년 후의 자신이 지금과 별반 다르지 않다고 해도 존재감이 확실하다면 심리적인 거리는 가깝다.

시간의 심리적 거리를 연구한 흥미로운 사례가 몇몇 있는데 그중에서 가장 유명한 것은 2009년에 스탠퍼드대학교의 브라이언 넛슨이 실시한 실험이다.[1] 넛슨 박사는 자기연속성을 측정해 피실험자의 시간 감각을 조사한 후 "지금 15달러를 받는 것과 일주일 후에 30달러를 받는 것 중 무엇을 선택하겠는가?"라고 질문했다. 시간 할인율을 조사한 것이다. 실험 결과 미래와 심리적인 거리가 가까운 사람일수록 불안에 강하고 자기 조절 능력도 높다는 사실이 확인되었다. 자기연속성이 높은 사람은 실제 저축액도 25퍼센트나 더 많았다. 다시 말해서 자기연속성이 높은 사람은 눈앞의 유혹에 흔들리지 않는 강한 정신력을 갖고 있다. 넛슨 박사는 말했다.

"(자기연속성이 높으면) 미래의 자기 입장에서 생각할 수 있다. 그래서 현재의 결정이 미래에 미치는 영향을 실감할 수 있다."

다이어트를 예로 들어보자. 살을 빼고 싶지만 앞에 놓인 케이크도 먹고 싶다. 이때 심리적 거리가 멀면 다이어트에 성공한 미래의 자기 모습에 현실감이 없어서 미래가 허구처럼 느껴진다. 그 결과 결

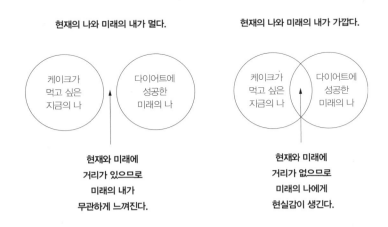

현재의 나와 미래의 내가 멀다.

케이크가 먹고 싶은 지금의 나

다이어트에 성공한 미래의 나

현재와 미래에 거리가 있으므로 미래의 내가 무관하게 느껴진다.

현재의 나와 미래의 내가 가깝다.

케이크가 먹고 싶은 지금의 나

다이어트에 성공한 미래의 나

현재와 미래에 거리가 없으므로 미래의 나에게 현실감이 생긴다.

국 눈앞에 있는 케이크를 먹어치워서 다이어트에 실패하고 만다. 하지만 심리적 거리가 가까우면 다이어트에 성공한 미래의 자기 모습에 현실감이 생겨서 미래의 보상을 자기 것으로 받아들인다. 그 결과 눈앞에 있는 케이크를 먹지 않겠다는 의지가 강해져 다이어트에 성공한다. 이것이 심리적 거리로 인해 정신력이 강해지는 메커니즘이다.

자기연속성이 높으면 막연한 불안은 생기지 않는다. 요컨대 '미래를 지금에 가깝게 가져오기'는 현대인의 시간 감각을 바로잡을 수 있는 몇 안 되는 저항 수단인 것이다.

미래에 목적이 있으면
박해조차도 극복할 수 있다

나치의 강제수용소에 4년 동안 갇혀 있었던 정신과 의사 빅터 프랭클은 저서 《죽음의 수용소에서Man's Search for Meaning》에서 이렇게 말했다.[2]

"강제수용소에 수감된 사람의 의지력을 되찾아주려면 먼저 미래에 목적을 갖게 해야 한다. 니체는 '왜 살아야 하는지 아는 사람은 그 어떤 상황도 견뎌낼 수 있다'고 말했다. 수감자를 대상으로 심리 치료나 정신위생학적 치료를 하려는 사람에게 귀감이 되는 말이다.

수감자에게는 기회가 있을 때마다 그들이 왜 살아야 하는지를 깨닫게 하고 현재의 비참한 상황, 즉 끔찍한 수용소 생활을 정신적으로 버틸 수 있게 해주어야만 한다."

프랭클은 평생 인생의 의미를 추구한 인물이다. 아우슈비츠에서도 살아남겠다는 의지를 굽히지 않았던 그는 결국 인간은 '왜 살아야 하는가'를 삶에 묻는 게 아니라 오히려 삶이 던지는 '왜 살아야 하는가'라는 물음에 답하려고 노력해야 한다는 결론에 이르렀다. 요컨대 뚜렷한 '가치관'이 나치의 박해조차 견뎌낼 원동력이 된다는 것이다.

실제로 많은 연구가 프랭클의 결론을 뒷받침한다. 2014년 미국 로체스터대학교에서 실시한 코호트 연구(특정 요인에 노출된 집단과 노출되지 않은 집단을 추적해 특정 요인과 질병의 연관성을 조사하는 연구 방법이다 – 옮긴이)에서 남녀 6,000명에게 "가치관을 갖고 살아가는가?"라고 질문한 결과 '그렇다'고 답한 사람은 14년 후의 사망률이 15퍼센트나 낮았다.[3] 자기 가치관에 맞게 살아가는 사람일수록 더 오래 사는 것이다. 연구에 따르면 가치관이 뚜렷한 사람은 자연스럽게 몸에 좋은 음식을 먹고 꾸준히 운동한다고 한다. 연구팀은 이 결과를 두고 "인간은 삶에 뭔가 방향성이 필요한 듯하다"라고 언급했다.

또 가치관은 수입에도 영향을 미친다. 미국인 5,000명을 10년 정도 추적 조사한 코넬대학교의 연구에서는 자신의 가치관에 따라 하루하루 생활하는 사람일수록 연소득과 저축액이 많았고, 삶의 가치를 중시하는 수준이 표준 편차보다 한 단계 높아질 때마다 저축액은 2,440만 원씩 늘어났다.

이러한 경향은 피실험자의 성격이나 인생의 만족도를 감안해도 달라지지 않는다. 다시 말해서 당신이 장사에 안 맞는 성격이어도, 현재의 환경이 열악해도 인생의 가치관만 뚜렷하면 연소득도 늘어난다. 인생의 가치관이 일하면서 발생하는 여러 문제의 완충재 역할을 하기 때문이다. 가치관에 따른 삶을 살수록 일상의 고민은 사라지고 자신을 소중히 대하는 행동이 자연스럽게 늘어난다. 불안에 맞서려면 먼저 당신의 가치관을 파악해야 한다.

원시인은 삶의 의미가 단순했다

왜 가치관이 뚜렷하면 불안이 줄어들까? 막연한 불안이 생기는 이유가 현재와 미래의 심리적 거리가 멀기 때문이라면 가치관에는 미래를 지금에 가깝게 가져오는 기능이 있는 걸까?

일단 수렵채집인의 가치관에 대해 생각해보자. 인류학 연구에 따르면 그들이 일생 동안 갖는 인생의 목적은 단순하다. 한마디로 요약하면 '살고 낳고 키운다' 3가지뿐이다. 사냥을 해서 그날 먹을 음식을 구하고, 부족 내에서 만난 이성과 아이를 낳고, 사랑하는 자식이 성장하는 모습을 죽을 때까지 지켜보면 인생의 목적은 달성된다.

모든 생물은 '낳아라, 늘려라, 온 세상을 가득 채워라'라는 유전자의 명령에 따라 행동한다. 이 점에서는 인간도 예외가 아니다. 당신이 느끼는 기쁨도 슬픔도 보람도 모두 종을 보존하기 위해 갖춰진 기능에 불과하다. 원시인에게 인생의 철학적인 목적 따위는 있을 리 없었고, 따라서 삶의 의미는 지금보다 단순했다.

하지만 라이프 사이클이 복잡해진 현대에서는 살고 낳고 키우는 것 외에 다양한 행위에서 가치를 추구한다. 유명해지고 싶다, 부자가 되고 싶다, 좋은 회사에 취직하고 싶다, 좋아하는 일을 하면서 살고 싶다⋯⋯. 가치관이 다양해졌다고 하면 듣기에는 그럴싸하지만, 정기적으로 새로운 생활양식이나 인생의 의미를 선택해야 한다면 당연히 혼란이나 불안이 생겨나게 마련이다. 신상품이 잔뜩 나와서 한껏 들떴다가 무엇을 선택해야 할지 몰라 도리어 스트레스가 쌓이는 상황과 마찬가지다.

가치관의 다양화는 우리의 미래상을 흐릿하게 바꿔놓는다는 문제를 초래한다. 수렵채집인처럼 살고 낳고 키우는 것만이 목적이라면 그 시점에서 미래의 모습은 100퍼센트 확실히 정해진다. 더 이상 다음에 어떤 행동을 해야 할지 고민할 필요는 없다. 한편 현대처럼 선택지가 풍부한 사회에서는 미래의 모습이 여러 갈래로 갈라지기를 되풀이하고 절대 하나로 정해지는 법이 없다. 그러면 미래의 모습이 불투명해지므로 우리 안에 명확한 이미지가 생기지 않아 현재와

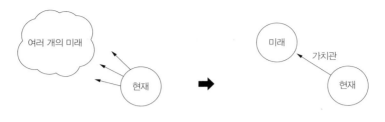

미래에 여러 가지 가능성이 있어서
미래의 이미지가 흐릿하므로
자기동일성이 생기기 어렵다.

가치관을 통해 미래를 하나로
정리한 덕에 현재와 미래에
뚜렷한 길이 생긴다.

미래의 심리적 거리는 멀어진다. 이로 인해 가치관이 흔들려 불안이
발생하는 것이다.

 이 문제를 해결하려면 일단 여러 갈래로 갈라진 미래를 하나로 합
치는 수밖에 없다. 자신의 핵심 가치관을 구체적으로 찾아내어 미래
를 지금에 가깝게 가져와야 한다.

당신의 인생 가치관은
무엇인가

 'ACT'라는 심리치료법에 대해 들어본 적이 있는가? ACT란 '수
용-전념 치료Acceptance and Commitment Therapy'의 약칭으로 불안한 감정에
대처하는 방법을 배움과 동시에 자신의 가치관을 확립하고 이에 맞

는 행동을 늘려나가는 것을 목표로 하는 최첨단 심리요법이다.

ACT의 효과는 수백 건의 연구에서 확인되었다. 예컨대 1,821명의 자료를 정밀 조사한 메타 분석에서 불안 장애에 대한 치료 효과가 심리요법이나 심리교육 등보다 크고 인생 만족도도 높아진다는 결론이 나왔다.[4]

또 다른 메타 분석에 따르면 비만 체형(BMI 25 이상)인 사람이 ACT를 12시간 정도 계속한 경우 평균 7.6킬로그램이나 체중 감량 효과가 있었다고 한다.[5] 이는 가치관을 뚜렷이 세운 덕분에 다이어트 고민이 줄어들고 생활 습관을 건강하게 고쳐야겠다는 의욕이 높아진 것이 원인이다. ACT의 효과가 높은 이유는 그 밖에도 아주 많지만 이 정도면 가치관의 효과를 보여주는 증거로는 충분하다.

ACT에서 말하는 가치란 개인이 다양한 외적 또는 내적 세계와 관계를 맺을 때 솟아나는 확신, 망설임 없이 목표를 달성하게 하는 원동력 등으로 구성된 특정한 심리 현상을 의미한다.[6] 정의가 조금 어렵지만 삶의 원동력이 되는 기본 원칙이나 진심으로 '이렇게 살고 싶다'고 생각하는 인생의 방향성 정도로 생각해도 무방하다.

이렇게 말하면 많은 사람이 자신의 가치관이 무엇인지쯤은 잘 알고 있다고 생각하기 쉽다. 부자가 되고 싶다, 행복해지고 싶다, 존경받고 싶다 등 욕망의 방향성은 달라도 누구나 자기가 무엇을 원하는지 정도는 곧바로 떠오를 것이다. 하지만 진정한 가치관이란 당신이 어떻게 행동하면서 살고 싶은지를 계속 질문해가는 과정이다. 자기 삶에서 부족한 요소를 보완하는 게 목적이 아니라는 뜻이다. 이 말이 잘 이해가 가지 않는다면 시험 삼아 자신에게 이렇게 질문해보자.

"만약 이미 죽을 때까지 써도 다 쓰지 못할 만큼 돈이 있고, 오랫동안 꿈꿔왔던 일을 하고 있고, 하루하루가 늘 행복하고, 모든 사람에게 존경받고 있다면 나는 어떻게 행동할까? 나 자신이나 다른 사람과 관계를 맺는 방식은 어떻게 바뀔까?"

모든 게 만족스러운 상태에서 나오는 행동이야말로 당신 마음속 깊이 잠들어 있는 진정한 가치관이다.

가치 있는 삶을 찾기 위한 질문

당신의 진짜 가치관을 알아내려면 어떻게 해야 할까? 현시점에서 가장 과학적으로 인정받은 방법은 미시시피대학교의 켈리 윌슨이 개발한 '가치관 측정 도구VLQ, Valued Living Questionnaire'다.[7] 이 도구는 지금도 많은 임상 현장에서 실제로 사용되고 있으며 우울증과 불안 장애 등에서 큰 치료 효과를 거두고 있다.

이 도구에서는 인생에서 중요한 영역을 12가지 항목으로 나누는데, 각 항목마다 당신이 어떻게 행동하고 싶은지 한두 줄의 짧은 문장으로 써 내려가면 된다. 예를 들어 '일' 항목이라면 "어려움에 처

한 사람을 돕고 나도 성장하고 싶다"여도 좋고, '여가' 항목이라면
"자연 속에서 여유롭게 지내고 싶다"여도 좋다. 직감적으로 당신의
삶에서 중요하다고 여겨지는 영역만 기입하면 된다. 이때 다음과 같
이 질문해보면 답을 찾는 데 도움이 된다.

● 가치관 측정 도구 ●

① 가족

- 어떤 아빠/엄마, 아들/딸, 형제/자매, 숙부/숙모이고 싶은가?
- 가족들에게 어떤 식으로 행동하고 싶은가?
- 가족과 어떤 관계를 맺고 싶은가?
- 당신이 꿈꾸는 이상적인 당신이라면 가족들을 어떻게 대할 것 같은가?

② 결혼과 연애

- 상대에게 어떤 남편/아내/애인이고 싶은가?
- 상대와 어떤 추억을 쌓고 싶은가?
- 상대와 어떤 관계를 맺고 싶은가?
- 당신이 꿈꾸는 이상적인 당신이라면 상대를 어떻게 대할 것 같은가?

③ 육아

- 어떤 부모가 되고 싶은가?
- 아이와 어떤 관계를 맺고 싶은가?
- 아이와 어떤 추억을 쌓고 싶은가?
- 당신이 꿈꾸는 이상적인 당신이라면 아이를 어떻게 대할 것 같은가?

- 아이가 당신을 어떻게 생각하기를 바라는가?

④ 친구와 인간관계

- 어떤 우정을 키우고 싶은가?
- 친구와 어떤 추억을 쌓고 싶은가?
- 당신이 상대에게 최고의 친구라면 어떻게 행동할 것 같은가?

⑤ 일

- 일할 때 어떤 부분에 중점을 두는가?
- 더욱 의미 있게 일하려면 당신이 어떻게 해야 한다고 생각하는가?
- 지금의 삶이 이상적인 상태라면 일을 통해 어떤 소질을 발휘하고 싶은가?
- 직장 동료와 어떤 관계를 맺고 싶은가?

⑥ 자기계발

- 어떤 지식을 더 쌓고 싶은가?
- 새로운 것을 배울 때 어디에 중점을 두는가?
- 어떤 기술을 배우고 싶은가?
- 성장하기 위해 어떤 자질을 갖추고 싶은가?

⑦ 여가

- 어떤 취미나 놀이를 해보고 싶은가?
- 무엇을 할 때 가장 마음이 편안한가?
- 무엇을 할 때 가장 즐거운가?
- 어떤 활동에 참여해보고 싶은가?

⑧ 영성

- 종교, 대자연, 우주처럼 '인지를 넘어선 것'과 어떤 관계를 맺고 싶은가?
  (신앙심이 없다면 종교는 무시해도 좋다.)
- 어떤 철학적인 의문에 흥미를 느끼는가?

⑨ 공동체와 사회활동

- 어떤 공동체의 일원이 되고 싶은가?
- 지역 사회에 어떻게 기여하고 싶은가? (자선 활동이나 봉사 활동 등)
- 자신이 사는 공동체를 어떻게 만들고 싶은가?

⑩ 건강

- 건강을 유지하기 위해 어디에 중점을 두는가? (체력 증진, 규칙적인 생활 등)
- 자신의 건강을 어떻게 돌보는가? (식습관, 수면, 운동 등)

⑪ 환경

- 지구의 환경을 위해 어디에 중점을 두는가? (공해 예방이나 대기오염 방지 등)
- 환경을 개선하는 일에 어떻게 이바지하고 싶은가?

⑫ 예술

- 그림, 음악, 문학, 예술과 어떤 관계를 맺고 싶은가?
- 어떤 예술을 접하고 싶은가?
- 어떤 예술 활동에 참여하고 싶은가?

가치관과 목표는
다르다

이때 주의해야 할 것은 가치관을 생각한다면서 무심결에 인생의 목표를 쓰는 사람이 많다는 점이다. 가치관과 목표는 명확한 차이가 있다.

목표는 미래에 도달해야 할 결승점이다. 일단 달성하면 그것으로 끝이며 성공하기도 하고 실패하기도 한다. 하지만 가치관은 항상 현재진행형이므로 아무리 가도 끝이 없고 성공도 실패도 존재하지 않는다. '창의적인 일을 하고 싶다'는 목표이지만 '창의적으로 살고 싶다'는 가치관이다. '결혼하고 싶다'는 목표지만 '사랑하는 사람과 즐겁게 살고 싶다'는 가치관이다. 가치관이 뒷받침되지 않는 한 목표는 불안의 원인이 된다.

변호사가 되고 싶어서 열심히 공부하기 시작한 사람이 있다고 하자. 이 시점에서 그 사람의 마음에는 '시험에 붙는다'와 '시험에 떨어진다'라는 2가지 미래가 생겨나고, 미래가 불확실해진 만큼 현재와 미래의 심리적 거리가 멀어져서 불안도 심해진다. 하지만 '변호사가 되고 싶다'는 목표 너머에 '약한 사람을 돕고 싶다' 혹은 '새로운 지식을 습득하고 싶다'와 같은 가치관이 있다면 어떨까? 그 순간부터 사법시험 공부는 '다른 사람을 돕기 위해 하는 일'이나 '새로운 지식을 쌓는 즐거운 일'로 바뀐다. 멀고 불확실했던 미래가 가치관 덕분에 현재진행형으로 바뀐 것이다.

이처럼 가치에 바탕을 둔 행동은 시간의 심리적 거리를 '지금 여기'로 수렴해서 미래에 대한 불안이 사라지게 한다. 장기적인 목표가 있는 사람일수록 가치관의 효력은 더욱 커진다.

자, 이제 기입을 끝낸 가치관 측정 도구를 가지고 12가지 영역의 '중요도'와 '일치도'를 10점 만점으로 점수를 매겨보자.

- **중요도** : 각각의 가치관이 자기 인생에서 얼마만큼 중요한지 점수를 매긴다. 전혀 중요하지 않다면 1점, 몹시 중요하다면 10점이다.
- **일치도** : 지난 한 달을 되돌아보고 자기가 얼마만큼 각 가치관에 맞게 행동했는지 점수를 매긴다. 전혀 일치하지 않았다면 1점, 완벽하게 일치했다면 10점이다.

이 작업을 통해 그동안 당신이 얼마만큼 자신의 마음을 외면했는지를 확인할 수 있다. 중요도와 일치도의 점수 차이가 크다면 당신이 자기 가치관을 외면한 채 살고 있다는 증거다. 점수 차가 클수록 일상의 불안이나 스트레스는 높아지고 정신적인 기량이 낮아질 확률도 높아진다.

이때 가치관 측정 도구의 점수는 인생의 목적지를 가리키는 나침반 역할을 한다. 가령 당신이 집을 살지 말지 고민 중이라고 하자. 그 이면에는 어떤 가치관이 있을까? 만일 '아이를 행복하게 해주고 싶다'는 가치관의 중요도가 높으면 업무량을 줄이고 시간을 내서 아이와 놀아주는 편이 행복의 총량이 높아지는 일일지도 모른다. 만일 '심리적인 안정을 얻고 싶다'는 가치관의 중요도가 높다면 인덱스펀드에 투자해서 연이율 8퍼센트를 벌어들이는 편이 안정을 얻는 데 도움이 될지도 모른다.

인생에 완벽한 정답을 찾기란 불가능하지만 가치관을 확립하면 적어도 당신에게 만족도 높은 선택을 할 수는 있다. 독일의 문호 괴테가 말했듯이 어디로 가려고 하는지 모른다면 절대 멀리까지는 갈 수 없기 때문이다.

이제 실천이다!
삶의 만족도를 높이는 자기 분석

자신의 가치관을 찾기란 생각보다 어려운 작업이다. 가치관 측정 도구의 각 항목에 가치관을 써넣을 때마다 '이게 진짜 내 가치관일까?', '이런 걸 생각하는 게 무슨 의미가 있지?' 하는 의문이 머릿속에 맴돌아서 큰맘 먹고 시작한 작업을 중단해버리는 사람도 부지기수다.

뚜렷한 가치관을 찾기가 힘든 이유는 우리가 추상적인 문제를 다루는 데 익숙하지 않기 때문이다. 고대의 단순한 환경에서는 '오늘 날씨는 어떨까?' 혹은 '사냥감은 어디에 있을까?'와 같은 문제만 생각하면 충분했다. 인지를 뛰어넘는 불행이나 자연 현상에 맞닥뜨렸을 때도 영혼이나 귀신의 존재를 떠올리면 세계관을 설명하기에 충분했다.

우리가 '사랑'이나 '이상'과 같은 개념에 대해 생각하기 시작한 것은 최근의 일이다. 그래서 우리 뇌는 추상적인 문제보다는 구체적인 문제를 다룰 때 제 실력을 발휘한다. 갑작스레 "사랑이란 뭐라고 생각해?"라는 질문을 받고 바로 답할 수 있는 사람은 별로 없지만 "어떤 타입의 이성을 좋아해?"라는 질문에는 쉽게 답할 수 있다.

이런 점에서 가치관 측정 도구는 하향식top-down 도구이므로 뇌의 구조적인 측면에서 보자면 다소 사용하기 어려운 감이 있다. 익숙해지기 전까지는 실마리가 없는 퍼즐을 푸는 듯한 기분이 들지도 모른다. 그래서 또 하나 '개인 목표 분석PPA, Personal Projects Analysis'이라는 상향식bottom-up 도구도 소개하겠다. 이것은 케임브리지대학교의 브라이언 리틀이 개발한 자기 분석 기법이다.[8]

개인 목표 분석의 특징은 '삶의 만족도를 높이기 위한 자기 분석'에 특화되었다는 점이다. 세상에는 수없이 많은 성격 테스트가 있지만 아무리 자기에게 어떤 재능이 있고 어떤 분야에 스스로 자신 있는지 안다고 한들 지금 하는 일에서 보람을 느끼지 못한다면 삶의 만족도는 높아지지 않는다. 이보다는 자신의 목표를 자세히 분석하여 행복도가 높아지기 쉬운 행동을 늘려가는 편이 훨씬 유익하다.

이 기법에는 30년 이상의 데이터가 축적되어 있으며 이를 실천한 피실험자는 대체로 삶의 만족도가 높아졌다. 조금 복잡한 기법이므로 여기에서는 가치관을 확립하는 데 유용한 사항들만 살펴보겠다.

1단계 : 개인 목표 리스트를 작성한다

우선 자신이 현재 세워둔 목표를 리스트로 작성한다. 목표라는 말에 바싹 긴장할지도 모르지만 '과자 먹는 양 줄이기'나 '방 청소하기'와 같은 일상적인 행동이어도 좋고, '토익 900점 받기'나 '영업 실적 1위 달성하기'와 같은 중장기적인 목표여도 좋고, '더 좋은 사람이 되기'나 '재미있는 일을 하기' 정도의 막연한 바람이어도 좋다. 현시점에서 자신이 추진하고 있는 일을 모두 목표라 할 수 있다. 리틀 박사의 연구에 따르면 대부분의 사람은 평균 15가지의 개인 목표를 찾아낸다고 한다. 10~15분 정도 시간을 들여서 떠오르는 대로 리스트를 작성해보자.

2단계 : 목표에 순위를 매긴다

작성한 리스트에서 자기가 중요하다고 생각하는 목표를 직감적으로 10가지만 추려낸다. 추려낸 목표는 '개인 목표 분석 평가표'에 적어 넣고, 각 목표의 중요성이나 난이도 등을 10점 만점으로 채점하자. 각 항목의 의미는 다음과 같다.

- **중요성** : 그 목표가 나에게 얼마나 중요한가?

개인 목표 분석 평가표														
목표명 (10가지)	중요성	난이도	투명성	관리 용이성	책임	시간 적정성	성공률	자기 동일성	타인이 봤을 때의 중요성	친척 상황	만족도	몰입도	지원 수준	자율성	점수 합계

- **난이도** : 그 목표에 돌입하기가 얼마나 쉬운가?

- **투명성** : 친구나 가족이 그 목표의 내용과 진행 정도를 알거나 이해하기 쉬운가?

- **관리 용이성** : 그 목표를 스스로 제어하고 있다는 감각이 얼마만큼 있는가?

- **책임** : 그 목표에 사회적인 책임이 있는가?

- **시간 적정성** : 그 목표를 달성할 시간을 충분히 확보할 수 있는가?

- **성공률** : 그 목표를 달성하거나 만족할 만한 수준까지 다다를 확률이 높은가?

- **자기동일성** : 그 목표가 나의 정체성이나 성격과 맞는가?
- **타인이 봤을 때의 중요성** : 타인이 보기에도 그 목표가 중요한가?
- **진척 상황** : 현시점에서 그 목표를 얼마만큼 달성했는가?
- **만족도** : 그 목표에 만족감을 느낄 수 있는가?
- **몰입도** : 그 목표에 완전히 몰입할 수 있는가?
- **지원 수준** : 그 목표를 달성할 수 있도록 주변 사람들이 지원해주는 가? (금전적 지원이든 조언이든 상관없다.)
- **자율성** : 그 목표를 누군가가 강요해서가 아니라 내가 정말 원해서 한다고 느끼는가?

채점이 모두 끝나면 각 항목에 매긴 점수를 모두 더해서 목표별 총점을 계산하자. 점수가 높을수록 당신에게 중요한 핵심 목표다.

3단계 : 목표를 상위 분석한다

마지막으로 각 목표를 자세히 파고들어간다. 2단계에서 알아낸 핵심 목표 중에서 점수가 높은 5가지를 골라 상위 개념으로 전개해나가자. 구체적으로는 각 목표에 대해 다음과 같은 질문을 던져본다.

- 이 목표를 포함해 가장 장기적인 목표 또는 가장 규모가 큰 목표는 무엇인가?
- 이 목표를 세운 근본적인 이유는 무엇인가?

한 가지 예로 '과식하지 않기'라는 목표를 다음과 같이 전개해본다.

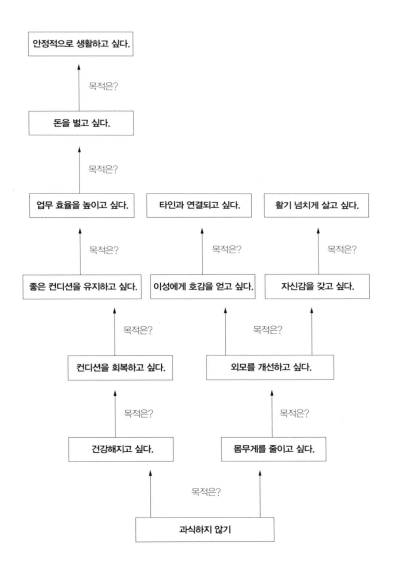

이렇게 질문에 질문을 반복해서 가장 위에 나온 상위 개념이 당신의 가치관이다. 리틀 박사의 연구에 따르면 대개 5~6번째 단계까지 진행했을 즈음에 자신의 가치관에 다다르는 경우가 많다고 한다.

물론 한 가지 목표에 대해 복수의 상위 목표를 전개해도 상관 없다. 예를 들어 '과식하지 않기'라는 목표에는 '몸무게를 10킬로그램 빼고 싶다' 외에 '건강해지고 싶다'는 목적도 있을지 모른다. 그럴 때는 2가지 목적을 모두 상위 개념으로 전개해나가자.

1~2단계쯤에서 막힐 때는 개인 목표 분석 평가표의 점수를 참고하자. '과식하지 않기'라는 목표에서 '타인이 봤을 때의 중요성'의 점수가 높았다면 당신은 자신이 친구나 가족들에게 어떻게 보이는지를 중요하게 여긴다고 판단할 수 있고, '자기동일성'의 점수가 높았다면 다이어트로 자기다운 모습을 되찾는 일을 중요하게 여긴다고 판단할 수 있다. 어쨌든 상위 단계로 올라갈수록 가치관을 발견하기는 더 쉬워진다. 일단 최상위 가치관을 찾아내면 그다음에는 일상생활을 그 가치관에 맞게 조절해가기만 하면 된다.

타인에게 내 행동이 좋은 영향을 미치면 행복감이 상승한다

진짜 가치관을 찾아내기란 쉽지 않은 작업이다. 그래서 가치관 측정 도구나 개인 목표 분석 등의 기법을 활용해도 마음에 와닿는 가치관을 찾아내지 못하는 경우가 적지 않다. 애초에 뚜렷한 가치관을 찾으려는 행위 자체가 인간의 생리에 반하므로 아무것도 떠오르지 않았다고 해서 낙담할 필요는 없다.

그럴 때는 일단 보편적인 가치관을 따라보는 것도 좋은 방법이다. 많은 사람이 공통적으로 갖고 있는 가치관을 선택해서 자신의 불안감이 줄어드는지 확인하는 것이다. 미국 미시간주립대학교에서 20만여 명의 연구 결과를 정밀 조사한 메타 분석에 따르면 인간은 다음 4가지 가치관에서 행복을 느끼는 경향이 있다.[9]

- **자주성** : 얼마만큼 인생을 자유롭게 제어할 수 있는가(인생을 얼마나 스스로 결정하는가)?
- **다양성** : 일이나 인간관계가 얼마나 다채로운가?
- **어려움** : 인생 과제가 적당히 어려운가?
- **공헌** : 다른 사람에게 얼마나 도움이 되는가?

모두 고개가 끄덕여지는 요소지만 이 중에서도 '공헌'의 영향이 월등히 크다. 자기가 한 행동이 다른 사람에게 좋은 영향을 미쳤을 때 우리의 행복감은 쉽게 높아진다. 일찍이 마틴 루터 킹 목사가 청중을 향해 던진 "인생에서 가장 지속적이면서도 시급한 질문은 당신이 지금 다른 사람을 위해 무엇을 하고 있느냐이다"라는 말은 정량적으로도 입증된 사실이다.

만일 미래를 선택할 때 불안을 느낀다면 시험 삼아 누군가에게 도움이 되는 행동은 무엇인지 생각해보자. 그 순간 불확실했던 미래가 '지금 여기'로 수렴되어 불안이 열정으로 바뀔 것이다. 가치관에 따라 행동하는 한 당신의 미래에 실패란 존재하지 않기 때문이다.

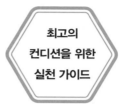

최고의
컨디션을 위한
실천 가이드

내 인생을 지켜주는 나의 가치관을 파악하라

- 가치 있는 영역의 순위 매기기 : 미시시피대학교의 가치관 측정 도구에서 소개한 인생에서 중요한 12가지 영역 리스트를 바탕으로 자신이 가치 있다고 여기는 영역을 선택한 다음 중요도가 높은 순으로 순위를 매기자. 너무 오래 생각하기보다는 10분 정도 들여서 직감적으로 선택하는 게 요령이다.

- 가치관 측정 도구 : 앞에서 매긴 순위를 바탕으로 가치관 측정 도구의 12가지 영역에 답을 채워 넣자. 손이 많이 가는 작업이므로 최소 2시간은 걸릴 것이다. 다만 한 차례 작성한 정도로 진짜 가치관을 알아차리는 경우는 많지 않으므로 한 달 간격으로 재검토하기를 추천한다.

- 개인 목표 분석 : 상위 목표 분석은 반드시 5단계 이상의 상위 개념으

로 전개해서 자신의 가치관을 찾아보자. 가치관이 정해졌다면 이번에는 하위 목표 진단(9장 참조)을 이용해 자신의 가치관에 맞는 행동을 결정한다. 여기에 이프 댄 플랜(9장 참조) 기법을 조합해 일상의 행동에 반영해나간다.

- 잡 크래프팅^{job crafting} : 업무 의욕이 생기지 않는 경우에도 상위 목표 분석을 활용할 수 있다. 종이 하단에 자신의 업무 내용을 기입한 다음 '이 일을 하는 목적은 무엇일까?'라는 질문을 5단계 이상 반복하자. 그래도 도저히 그 일의 가치를 찾아내지 못하겠다면 당신이 그 일을 했을 때 도움을 받는 사람(의사라면 환자, 편의점 직원이라면 단골손님 등)을 구체적으로 떠올려보는 방법도 효과적이다.

Part 8

죽음에 대한 불안을 내려놓아라

우리는 늘 죽음에 대한 불안과 싸우며 살아간다.

친한 사람이 죽었다는 소식을 들을 때, 거울을 보다가

주름이나 흰머리를 새로 발견할 때마다 그 싸움은 시작된다.

죽음을 생각하면 더 나은
삶의 태도를 선택한다?

"열일곱 살 때 이런 글을 읽은 적이 있습니다. '매일 오늘이 인생의 마지막 날인 것처럼 살면 언젠가 반드시 뛰어난 사람이 될 수 있다.' 저는 이 글에 감명을 받았습니다. 그때부터 33년간 매일 아침 거울을 보며 제 자신에게 물었죠. '오늘이 인생의 마지막 날이라면 오늘 내가 하려는 일을 하겠는가?' 아니라는 답이 나올 때면 저는 뭔가 변화가 필요하다는 사실을 깨닫게 됩니다."

1998년 스티브 잡스가 스탠퍼드대학교 졸업식에서 연설한 너무도 유명한 졸업 축사의 일부분이다. '메멘토 모리 memento mori ("언젠가 죽음이 오리라는 사실을 기억하라"라는 뜻을 지닌 라틴어 문구다 - 옮긴이)'를 인용할 것도 없이 예부터 수많은 현인이 "죽음을 생각하라"라는 격언을 남겼다. 2,000년이나 지난 과거에 스토아학파 철학자 세네카는 "우리는 평생에 걸쳐 어떻게 죽어야 좋을지 배워야 한다"라는 명언을 남겼고, 기원전 23년 로마 시인 호라티우스는 "내일이라는 말은 최소한만 믿고 오늘을 즐겨라"라고 노래했으며, 성경에도 "오늘 실컷 먹고 마시자. 내일이면 죽으리니"라는 구절이 등장한다. "죽음을 생각하라"는 세계에서 가장 오래된 라이프 해킹^{life hacking}(생활 속에서 미처 깨닫지 못해 일어날 수 있는 불편한 점을 개선하여 더 쉽고 효율적으로 생활할 수 있도록 도와주는 아이디어, 도구, 기술 등을 일컫는 말이다 - 옮긴이) 중 하나일 것이다.

그런데 과연 잡스나 성경이 추천한 전략이 목표를 이루는 데 효과적일까? 우리는 인생이 유한하다고 생각하면 정말 더 나은 삶의 태도를 선택할까?

사회심리학의 연구에 따르면 대답은 '그렇다'이기도 하고 '아니다'이기도 하다. 예컨대 미국 플로리다주립대학교의 매튜 게일리어트는 "인간은 죽음을 생각하면 다른 사람에게 친절해진다"라고 주장했다. 2008년 게일리어트 박사가 진행한 실험에서 묘지 앞을 지나가도록 지시받은 피실험자는 스쳐 지나간 사람이 떨어뜨린 물건을 주워주는 확률이 40퍼센트나 올라갔다. 2010년에 이루어진 추가 실험에서도 똑같은 현상이 확인되었는데, 자신의 죽음을 생각하도록 유도당한 피실험자는 지구 환경이나 공동체에 감사하는 마음이 늘어

났고 자연 보호 운동이나 기부 활동에 우호적인 태도를 보였다.[1]

미국 스키드모어대학교의 셸던 솔로몬은 이런 현상이 나타나는 이유를 "죽음에 대한 공포가 개인의 세계관을 보호하는 방향으로 작용하기 때문이다"라고 설명했다. 이게 무슨 말일까?

우선 자신의 죽음을 생각한 사람은 자기가 덧없는 존재임을 새삼 인식한다. 그리고 이로 인해 생긴 불안에 대처하기 위해 더 확실한 것에 의지하고 싶다는 감정이 싹트기 시작한다. 이때 무엇에 의지하는지는 사람에 따라 다르다. 국가, 종교, 인종, 자연, 권위자, 민주주의, 고향 친구……. 그 규모와 대상은 각양각색이지만 자기보다 큰 구조나 이야기라면 무엇이든 상관없다. 어쨌든 자신이 안심할 수 있을 만한 규모인지 아닌지가 중요하다.

일단 의지할 만한 대상을 찾아내면 우리는 그 대상에 투자한다. 불우한 사람에게 기부하거나 모르는 사람이 떨어뜨린 물건을 주워 주고 '나는 더 큰 집단의 일부'라는 인식을 얻음으로써 어떻게든 죽음에 대한 공포를 완화시키는 것이다. 2011년 동일본 대지진이 일어났을 때도 곳곳에서 '지역의 유대감이 강해졌다'는 뉴스가 줄을 이었다. 이 역시 죽음이라는 감각에 맞서 세계관을 지키기 위해 나타난 반응이라고 해석할 수 있다.

하지만 "죽음을 생각하라"가 부정적인 방향으로 작용하는 경우도 드물지 않다. 대표적인 예가 2001년 미국에서 일어난 9·11 테러 사건이다. 테러리스트에게 공중 납치된 여객기 4대가 세계무역센터와

펜실베이니아 교외에 추락한 대참사다. 이 사건은 미국 국민들에게 엄청난 죽음의 공포를 심어주었다. 비극이 일어난 직후에 실시한 조사에서는 9·11 테러와 관련된 단어('9·11'이나 '세계무역센터' 등)를 제시받은 피실험자 대부분이 반사적으로 자살이나 살인처럼 죽음과 관련된 생각을 떠올렸다.

무의식적으로 자라난 죽음에 대한 공포는 미국인들의 행동을 크게 바꿔놓았다. FBI의 통계에 따르면 2000년에는 33건이었던 이슬람계를 겨냥한 증오범죄hate crime가 테러가 발생한 2001년에는 600건까지 급증했다. 그 후에도 편견은 뿌리 깊게 남아 5년 후 이루어진 재조사에서도 증오범죄 건수는 같은 수준을 유지했다.

이러한 행동 역시 세계관을 지키기 위해 이루어졌다고 해석할 수 있다. 많은 미국인이 테러의 공포에서 벗어나기 위해 '미국이라는 조국'을 귀속 대상으로 선택했고, 그 결과 다른 민족에 대한 배타적인 감정이 증가하면서 증오범죄로 이어진 것이다.[2]

좀 더 가까운 사례를 들자면 "죽음을 생각하라"는 우리가 건강을 인식하는 방식에도 영향을 미친다. 영국 런던대학교에서 진행한 실험에서 피실험자에게 "빨리 죽는 게 두려운가?" 혹은 "죽은 후에 모든 이의 기억에 남고 싶은가?" 등의 질문을 했다.[3] 그리고 피실험자 전원에게 죽음에 대한 공포를 떠올리게 한 다음 얼마나 건강한 생활습관을 실천하고 싶어졌는지 물었다.

반응은 양극단으로 갈라졌다. 한쪽은 죽음에 대한 공포로 채소를 먹거나 운동을 하고 싶다는 생각이 강해졌다고 대답한 반면, 다른 한쪽은 정크 푸드를 먹거나 담배를 피우고 싶은 욕구가 강해졌다고 대답한 것이다. 과연 이 차이는 어디에서 생겨났을까?

　미국 미주리대학교의 제이미 안트는 "자존감을 지키려면 건강을 유지해야 한다고 생각하는지 그렇지 않은지가 원인이다"라고 설명한다.[4] 다시 말해서 오래 사는 데 채소와 운동이 필요하다고 믿는 사람은 죽음의 공포가 생겼을 때 더 건강하게 생활해야겠다는 욕구가 강해진다. 반대로 건강한 생활 습관이 무의미하다고 생각하는 사람은 어차피 죽을 테니 좋아하는 것을 하면서 살자는 생각이 강해진다. 같은 죽음의 공포라도 자신의 사고방식에 따라 반응은 정반대로 나타난다.

우리는 무의식적으로
죽음에 대한 불안을 느끼고 있다

　여기에서 가장 중요한 점은 우리는 항상 죽음에 대한 불안과 싸우며 살아간다는 사실이다. 수만 명이 목숨을 잃은 재난 뉴스를 볼 때마다, 친하게 지내던 사람이 죽었다는 소식을 들을 때마다, 거울을 보다가 새로 생긴 주름이나 흰머리를 발견할 때마다 당신의 내면에서는 죽음에 대한 불안과의 싸움이 시작된다.

심리학에서는 이것을 '공포 관리 이론'이라고 부른다. 모든 인간은 무의식적으로 죽음에 대한 불안을 느끼며, 우리가 선택하는 행동 대부분은 이 공포를 해소하기 위해 이루어진다는 가설이다.

싫든 좋든 우리는 죽음에 대한 불안에 이리저리 휘둘린다. 블레즈 파스칼이 17세기에 남긴 "인간은 죽음과 불행과 무지를 해결할 수 없으므로 행복해지기 위해 그러한 것들을 생각하지 않기로 했다"라는 말은 시대를 앞서 공포 관리 이론의 본질을 꿰뚫은 것이다.

이쯤에서 '무의식적인 공포를 어떻게 검증할까?'라는 의문이 생겼을지도 모르겠다. 자신조차 인식하지 못하는 공포감을 어떻게 연구자가 외부에서 관찰할 수 있을까? 심리학계에서는 이 어려운 질문에 대해 잠재의식 자극subliminal stimulus(사람의 의식 수준에서 처리되지 못할 만큼 짧거나 미약한 자극을 제시해 인간의 잠재의식에 영향을 가하는 것이다-옮긴이)을 사용한다.

예를 들어 2008년 스키드모어대학교에서 이루어진 실험에서는 학생들에게 '죽음', '꽃', '스니커' 등의 단어를 0.003초 동안 잠재의식에 주입했다.[5] 모두 인간의 눈으로는 확인할 수 없을 만큼 빠른 속도여서 알아차린 학생은 아무도 없었다. 하지만 그 후에 학생들에게 미국의 정치 제도에 관한 에세이를 읽게 한 결과 큰 차이가 나타났다. '죽음'이라는 잠재의식 메시지를 주입받은 피실험자는 반미적인 내용의 에세이보다 친미적인 내용의 에세이에 좋은 점수를 준 것이다. 무의식에서 발생한 죽음에 대한 불안이 자신의 세계관을 유지하고 싶다는 심리를 자극해 미국이라는 커다란 허상을 보호하는 방향으로 의식이 작용한 것이다. 공포 관리 이론 전문가인 셸던 솔로몬 박사는 이렇게 말했다.

"우리는 모두 불안을 안고 있다. 자신의 죽음에 대한 공포를 어떻게든 떨쳐내야만 하는 것이다."

요컨대 "죽음을 생각하라"라는 격언은 우리가 어떤 사고방식을 가졌는지에 따라 결과가 달라지는 양날의 검이다. 잡스와 성경이 의도한 효과를 끌어내기 위해 단순히 자신의 죽음을 생각하다가는 잘못된 방향으로 칼끝을 겨눌 수도 있다. 그렇다면 우리는 죽음에 대한 불안에 어떻게 대항해야 할까?

욕망을 내려놓고 불안에서 벗어나는 연습이 필요하다

이쯤에서 일단 수렵채집인의 사생관을 확인해보자. 영국 옥스퍼드대학교의 인류학자인 휴 브로디 박사는 수렵채집인의 죽음과 환생에 대한 감각을 다음과 같이 묘사했다.

"아북극에 거주하는 수렵채집인을 포함해 적지 않은 사람들이 윤회전생을 믿는다. 아기가 태어나면 부모와 조부모는 몸 구석구석을 살피며 징표를 확인한다. 반점이나 이목구비, 그 밖의 신체적 특징에서 친족 중 누가 환생했는지 알아내려고 하는 것이다."

수렵채집 사회에는 환생이라는 관념이 존재한다. 죽은 사람이 영혼의 나라에서 잠시 지낸 후에 다른 생명으로 다시 태어난다고 생각한다. 수렵채집인에게 삶과 죽음은 늘 같은 시간이 순환을 반복하는 현재의 현상이므로 그만큼 불안도 줄어든다. 그 밖에도 해어 인디언^{Hare Indian}이 선진국 사람들보다 죽음에 대한 공포가 적다는 등의 연구 결과가 많이 나와 있어서 수렵채집 사회가 선진국보다 죽음에 대한 공포에 강한 것은 틀림없어 보인다.[6~7]

물론 수렵채집인이라고 해서 죽음에 대한 불안과 완전히 무관하지는 않다. 하지만 그들이 두려워하는 대상은 어디까지나 맹수의 습격이나 원인을 알 수 없는 전염병과 같이 눈에 보이는 위협이 주를 이룬다. 한편 현대인은 언제 찾아올지도 모를 '머나먼 죽음의 예감'에 대한 무의식적인 불안이 강하다. 지금까지 쌓아온 재산이나 지위, 사랑하는 사람과의 관계 등을 언젠가 갑자기 빼앗길지도 모른다는 두려움이다.

다만 아무리 수렵채집인이 죽음의 불안에 강하다고 해도 그들을 본받아서 진심으로 윤회전생을 믿을 수 있는 현대인은 별로 없을 것이다. 우리가 죽음의 공포를 극복하려면 좀 더 심도 있는 검토가 필요하다. 이때 가장 유용한 것이 원시 불교에서 제시한 해결책이다. 기원전 5세기에 인도에서 태어난 고타마 붓다는 보리수 아래에서 깨달음을 얻은 후 인류의 불안에 대한 독자적인 해결책을 제시했다.

한마디로 말하자면, 모든 욕망은 허상임을 깨닫는 것이다.

두말할 나위 없이 인간 사회는 다양한 욕망으로 작동된다. 맛있는 음식을 먹고 싶다, 사업을 해서 성공하고 싶다, 사랑하는 사람과 맺어지고 싶다 등 모든 욕망은 사회를 앞으로 나아가게 하는 데 없어서는 안 될 윤활유다. 욕망은 끝없는 불만족을 낳는다. 맛있는 것을 먹으면 식욕이 늘어나고, 좋은 차를 사면 긁히거나 더러워질까 봐 걱정되고, 대기업에 취직하면 동료들 사이에서 시기와 질투가 생겨난다. 그 끝에서 기다리는 것은 로마 제국을 멸망으로 이끈 '빵과 서커스의 도시'뿐이다.

여기에서 붓다는 모든 욕망은 무無라고 잘라 말한다. 인류의 욕망은 유전자의 생존 프로그램으로 인해 생겨나고 주변 환경에 따라 계속 변화한다. 더우면 차가운 물이 먹고 싶어지고, 추우면 두꺼운 옷을 입고 싶어지고, 주위 사람들이 호화롭게 생활하면 자기도 그렇게 살고 싶다는 욕심이 생긴다. 모든 것은 외부의 자극에 대한 반응이고, 거기에서 생겨난 욕망이 특정한 형태나 영원한 구조를 지니는 일은 없다. 불교에서 말하는 무상관無常觀(모든 것이 덧없고 항상 변한다고 보는 관념을 말한다 - 옮긴이)이란 이런 의미다.

나아가 붓다는 나라는 존재조차 허상이라고 갈파한다. 물론 '지금 여기'에서 행동하는 주체는 존재하지만 결국 우리는 유전자를 남기기 위해 태어난 거대한 시스템의 일부일 뿐이다. '자아'란 어디까지나 환경에 영향을 받으면서 생겨나는 자연 현상의 하나이며 절대로 변하지 않는 절대적인 자아는 존재할 수 없다. 붓다는 있지도 않은 자아에 집착하기 때문에 불안이 생겨난다고 말했다.

"인간의 내면에 있는 온갖 욕망은 영원히 존재하지 않는다. 욕망의 주체는 무상하다. 속박으로부터 벗어나면 생사의 얽매임을 끊어낼 수 있다."[8]

이것이 불교에서 말하는 깨달음의 경지다. 욕망과 자아를 허상으로 받아들일 수만 있다면 분명 불안은 생겨나지 않을 것이다. 결국 죽으면 사라질 자아가 애초에 존재조차 하지 않으니 윤회사상에 의존할 필요조차 없다. 그런 의미에서는 원시 불교야말로 최강의 해결책이라 할 만하다.

다만 원시 불교의 해결책은 쉽게 따라 할 수 없다. 인간의 욕망은 유전자에 새겨진 프로그램이라서 붓다의 충고를 충실히 실천하려면 우리 뇌의 운영체제를 교체하는 수준의 작업이 필요할 것이다. 실제로 붓다도 "모든 욕망에서 벗어나려면 출가하는 수밖에 없다"라고 가르쳤을 정도이니, 현대인이 일상 속에서 실천하기란 불가능하다. 애초에 모든 것이 허상이라고 받아들이려면 인생의 가치관까지도 해체해야 하며 거기에는 커다란 고통이 뒤따른다.

따라서 현대를 살아가는 우리는 수렵채집인과 붓다의 해결책을 적절히 섞어가며 가능한 범위에서 죽음에 대한 불안을 줄여나가는 게 현실적이다. 그리고 이때 핵심 키워드는 '경외심'과 '관찰'이다.

경외심을 가지면 불안이나 체내 염증 수준이 낮아진다

2015년 미국 캘리포니아대학교 연구팀은 학생 200명에게 일기장을 나눠 주고 매일 감정의 변화를 기록하게 했다.[9] 그리고 "아침부터 혼나서 기분이 나빴다" 혹은 "저녁때 친구와 이야기를 나누어 즐거웠다" 등등 그날 느낀 감정을 자세히 쓰도록 지시한 다음 일기 내용과 피실험자의 건강 변화를 비교했다. 모든 자료를 분석한 연구팀은 특정한 감정을 경험한 횟수가 많은 사람일수록 심리적인 불안이나 체내 염증 수준이 낮다는 사실을 발견했다. 그 감정이 경외심이다.

심리학에서 말하는 경외심이란 뭔가 자신의 이해를 넘어서는 대상과 접했을 때 솟아나는 온몸의 전율 같은 감정을 가리킨다. 그 대상은 무엇이든 상관없다. 극지방에서 환상적인 오로라를 직접 목격했을 때, 올림픽에서 육상 선수가 신기록을 세우는 순간을 봤을 때, 완전히 새로운 발상의 예술을 접했을 때 진심으로 감동이 솟아난다면 그것은 경외심이다. 캘리포니아대학교 연구팀은 말했다.

"경외심에는 염증 물질을 적절한 수준으로 유지시키는 작용이 있다. 자연 속을 거닐거나 뛰어난 예술 작품을 접하는 등의 활동은 모두 긍정적인 감정을 일으켜 건강과 수명에 커다란 영향을 미친다."

실제로 과학계에서는 경외심의 불가사의한 효과가 잇달아 입증되고 있다. 스탠퍼드대학교에서 이루어진 실험에서 드넓은 바다나 웅대한 산을 찍은 영상을 감상한 피실험자는 삶의 만족도가 높아졌고 자선 단체 등에 기부하고 싶다는 마음이 늘어났다.[10] 게다가 주관적인 시간 감각도 길어져서 "전보다 일하는 데 쓸 시간이 늘어난 기분이 든다"라고 대답한 사람이 많았다는 점도 흥미로운 대목이다.

2,700명을 대상으로 진행한 다른 연구에서도 경외심을 잘 느끼는 성격을 타고난 사람일수록 남들에게 더 친절하고 눈앞의 욕구를 더 잘 참아내는 경향이 확인되었다. 아무래도 경외라는 감정은 우리의 불안을 줄여주고 좋은 사람으로 만드는 작용이 있는 듯하다.

경외심이 다양한 효과를 가져다주는 것 역시 시간 감각과 관련이 있다. 무엇인가에 경외를 느끼면 우리는 자신이 얼마나 작은 존재인지를 뼈저리게 깨닫고 더 큰 존재의 일부가 된 듯한 감각을 느낀다. 숲속에 혼자 우두커니 서 있는 순간이나 웅장한 음악에 몰입한 순간 등에 문득 찾아오는, 마치 자신의 내부와 외부 세계의 경계가 사라진 듯한 바로 그 독특한 의식이다.

이때 우리의 의식은 자연이나 예술 같은 생명력이 긴 존재와 하나가 되고, 머릿속의 시간 감각은 미래와 현재가 영원으로 합쳐진 듯한 상태로 변한다. 영원이라는 시간에는 과거, 현재, 미래가 모두 포함되므로 의식 속에서는 모든 시간이 지금이나 마찬가지다. 즉 미래가 지금에 가까워진다.

자연, 예술, 위인…
당신은 무엇에 감탄하는가

뉴욕시립대학교의 로버트 제이 리프턴은 이러한 의식 상태를 '자연적 초월'이라고 부른다. 자신을 자연이나 우주라는 커다란 존재의 일부라고 인식하여 죽음에 대한 불안을 누그러뜨리는 전략이다.

종교계에서는 오래전부터 의도적으로 자연적 초월을 채용해왔다. 가톨릭 대성당이나 천장 벽화, 이슬람교의 코란 낭송, 티베트 불교의 만다라 등은 모두 보는 이의 경외심을 불러일으켜 영원과 하나가 된 듯한 시간 감각을 주는 '안도감 생성 프로그램'이다.

사실 신앙심의 효과를 입증한 연구는 적지 않다. 약 7만 5,000명을 10년에 걸쳐 조사한 미국 하버드의 연구에서 일주일에 한 번 이상 종교 활동에 참석한 여성은 종교 활동을 전혀 하지 않은 여성에 비해 사망률이 33퍼센트나 낮았다.[11] 그 밖에 신앙심이 깊은 사람일수록 자살률이 낮다거나[12] 특정 종교나 영성을 믿을수록 암 환자의 예후가 좋다는 연구 결과가 있다.[13] 이제 종교의 효과는 의심할 여지가 없다.

현대인에게 천국이나 윤회 등의 이야기는 효과가 없지만 종교가 남긴 예술적 성과는 지금도 경외심을 불러일으키는 장치로서 충분히 기능한다. 좋아하는 절에 방문해도 좋고, 만다라 화집을 바라봐도 좋고, 찬송가를 들어도 좋다. 마음속에서 감동이 몰려오는지 의식하면서 정기적으로 경외심을 느끼는 시간을 마련해보자.

물론 종교에 구애될 필요는 없다. 경외심에 관한 과거 연구들을 정리하면 종교 외에도 경외심을 불러일으키기 쉬운 요소는 3가지로 좁혀진다.[14]

첫 번째로 현대인이 가장 많이 경외심을 느끼는 대상은 '자연'이다. 자연은 최강의 염증 대책임과 동시에 우리가 거대한 생태계의 일부임을 새삼 인식하게 하는 기능을 한다. 아폴로 9호에서 지구를 내려다본 러셀 슈바이카트의 "이렇게 깊은 연대감은 지금까지 단 한 번도 느끼지 못했다"라는 말은 자연이 불러일으키는 경외심의 대표적인 사례다.

또 여기에서 말하는 자연이란 단순히 자연 경관만을 의미하지는 않는다. 상대성 이론, 양자론, 진화론 등 세상의 구조를 설명하는 거대 이론도 자연의 일부다. 우주나 인간의 신비를 밝히는 이론을 알게 되는 것만으로도 우리 내면에는 경외의 씨앗이 싹튼다. 삼림이나 바다 등의 동영상을 정기적으로 보기만 해도 상관없다. 5장에서 소개한 기법을 활용해 경외심을 손쉽게 제공해주는 재료로 자연을 가까이하자.

두 번째로 중요한 것은 '예술'이다. 음악, 영화, 그림, 연극 등 창작성이 높은 예술 작품은 모두 우리에게 인간의 한계를 넘어선 듯한 감각과 시간을 초월한 듯한 의식을 가져다준다.

예술을 접했을 때 나타나는 경외심은 주로 크기와 신선미라는

2가지 요소로 좌우된다. 론 뮤익의 거대한 사실주의 조각이나 길이 97미터에 이르는 나스카 지상화 등 크기가 어마어마한 창작물은 존재만으로도 우리 안에 경외심을 불러일으킨다. 《그리스 신화》나 《바가바드기타》처럼 장대한 세계관을 그린 이야기여도 좋다. 예술 작품뿐 아니라 웅대한 댐이나 스타디움 같은 건축물이어도 상관없다. 인류의 위대한 업적을 나타내는 것이라면 무엇이든 경외심을 불러일으키는 촉매가 된다.

신선미는 얼마나 우리에게 신선한 감동을 안겨주고 기존의 세계관을 흔들어놓는지를 의미한다. 예를 들어 모네의 〈수련〉은 일부러 색을 섞지 않고 색채를 분할함으로써 빛을 다르게 표현하여 우리가 자연을 바라보는 시각을 크게 바꿔놓았다. 남미 작가 가브리엘 가르시아 마르케스는 일상적인 장면에 환상적인 묘사를 녹여내는 기법으로 현실감이 완전히 무너진 인상을 독자에게 전한다.

한편 익숙해서 이해하기 쉬운 표현은 즐거움이라는 감각을 주지만 경외심을 불러일으키는 힘까지는 갖지 못한다. '이유는 잘 모르겠지만 왠지 모르게 끌리는 대상'을 기준으로 어떤 예술을 접할지 선택해보자.

경외심을 불러일으키는 세 번째 요소는 '사람'이다. 붓다, 예수, 간디, 아인슈타인과 같은 역사적인 위인은 물론 스포츠 선수, 연예인, 정치가 등 카리스마를 갖춘 인물은 누구나 경외심을 불러일으킨다. 그들의 위대한 업적이나 덕망은 인류에게 영구적인 가치가 있으므로 자연이나 예술과 마찬가지로 영원과 하나가 된 듯한 감각을 길러준다.

자기도 모르게 탄성이 터져 나오거나 감동이 밀려오는 인물이라면 누구를 선택하든 상관없다. 위인전을 읽어도 좋고 인터뷰를 찾아 읽어도 좋다. 당신이 카리스마를 느끼는 대상을 찾아보자. 다만 경외의 대상은 개인의 감성에 따라 크게 달라진다. 어떤 사람은 바람에 흩날리는 비닐봉지, 아기의 웃음소리, 아무도 없는 한밤의 거리 풍경 등에 경외심을 느낄지도 모른다. 이렇듯 경외의 씨앗은 곳곳에 널려 있다.

명상을 활용한 자기 관찰

붓다는 인간의 욕망도 자기 자신도 모두 허상임을 깨달아야 한다고 말했다. 이때 제시한 구체적인 방법이 '명상'을 활용한 자기 관찰이다.

붓다가 말하는 깨달음을 얻기까지의 과정을 요약하면 다음과 같다. 첫 번째 단계로 호흡과 같은 특정한 대상에 의식을 집중하는 명상을 반복하여 집중력을 최대한 연마한다. 그다음에는 갈고닦은 집중력을 이용해 자신의 내면을 깊이 들여다보며 마음속에 무슨 일이 생기는지 관찰하는 명상을 시작한다. '지금 나는 따분함을 느낀다', '지루하다는 생각이 떠올랐다', '머리가 가려워서 신경 쓰인다' 등 자신의 생각과 감정의 변화를 실시간으로 깨닫는 작업을 수만 번 되풀이한다.

그러면 마침내 큰 변화가 일어난다. 내면의 다양한 변화를 관찰하는 사이에 마음속에 '어떠한 현상도 시시각각으로 바뀌는 허상에 지나지 않는다'는 확신이 생겨나면서 어떤 욕망이나 감정에도 휩쓸리지 않게 된다. 이 단계에 이르러야 비로소 붓다가 말하는 깨달음을 얻어 번뇌가 사라진다.

과연 이러한 과정이 과학적으로 타당한지는 아직 누구도 알지 못한다. 최근 들어 뇌과학 분야에서 명상 고수의 뇌를 기능성 자기공명영상 등으로 조사하는 실험이 활발히 이루어지고 있지만[15] 아직은 뜬구름을 잡는 것이나 다름없는 상황이다. 게다가 애초에 뇌 영상 분석으로 깨달음의 경지를 이해할 수 있을지조차 확실하지 않다.

다만 붓다가 주장한 자기 관찰이라는 해결책만큼은 현시점에도 효과가 확인되었다. 마음챙김mindfulness이라는 말을 들어본 사람이 많을 것이다. 1970년대에 미국 매사추세츠대학교의 존 카밧진이 개발한 기법인데, 기존의 심리치료에 조동종曹洞宗에서 이루어지는 좌선 요소를 접목해 불교의 '정념正念'이라는 개념을 '마음챙김'이라고 번역했다. 그 효과는 수십 년에 걸쳐 조금씩 인정받았고 1990년대부터는 임상 시험도 늘어났다.[16]

그중에서도 신뢰도가 높은 연구는 미국 존스홉킨스대학교의 메타 분석이다. 이 연구에서는 과거에 이루어진 마음챙김 실험 중에 질 높은 47건의 연구를 정리해 "마음챙김 명상을 실천하면 불안, 우울, 만성 통증이 거의 확실하게 줄어든다"라고 결론지었다. 연구에 따르면 8주 정도 하루에 30~40분씩 꾸준히 명상하면 불안이나 우울 증세가 약물 치료를 할 때와 같은 수준으로 완화된다. 게다가 부작용도 확인되지 않았다고 하니 그야말로 획기적인 방법이다.

다만 이 책에서는 일부러 명상법을 자세히 소개하지 않는다. 왜냐하면 마음챙김은 명상이라는 이미지가 강한데 명상은 어디까지나 수단에 불과하기 때문이다. 극단적으로 말하자면 명상을 전혀 하지 않아도 마음챙김 수준이 높아질 수 있고, 반대로 아무리 열심히 명상을 해도 자기 관찰의 개념을 제대로 이해하지 못한 상태라면 그냥 앉아서 시간만 낭비하는 꼴이 될 수도 있다.

사실 마음챙김을 이용한 심리치료에서도 어느 날 갑자기 명상 훈련을 권하는 경우는 거의 없다. 초기 단계에는 '자기 관찰이란 무엇인가'를 경험하게 하는 경우가 대부분이다. 중요한 점은 명상 훈련으로 깨달은 마음챙김이라는 감각을 일상에서도 유지하면서 생활하는 것이다. 그러므로 명상하는 방법에 집착하기보다는 애초에 마음챙김이란 어떤 감각인지를 깊이 파고드는 편이 훨씬 이득이다.

명상을 하면 분명 뭔가가
바뀌리라는 오해

　과연 붓다가 깨달음에 이르는 길이라고 말한 자기 관찰이란 어떤 의식 상태를 의미할까? 마음챙김의 과학적인 운용 방식, 즉 연구자들이 어떤 방식으로 마음챙김 수준을 측정하는지를 알면 이 문제를 푸는 데 도움이 된다.

　현재 연구에서 가장 많이 사용되는 것은 '마음챙김 주의 자각 척도^{MAAS, Mindful Attention Awareness Scale}'다. 2003년 미국 버지니아코먼웰스대학교의 커크 브라운이 개발한 척도로, 지금까지 수백 건이 넘는 연구에서 타당성이 확인되었다. 마음챙김 주의 자각 척도는 총 15가지 질문으로 구성되어 있고 누구든 자신의 마음챙김 수준을 진단할 수 있다. 일단 모든 질문에 답하여 자신의 마음챙김 수준을 측정해보자. 각 문항의 점수를 모두 더해 평균을 내면 끝이다.

◆ 마음챙김 주의 자각 척도 ◆

다음 질문에 6점 만점으로 응답한다.

(1점 : 거의 항상 그렇다 / 2점 : 매우 자주 그렇다 / 3점 : 자주 그렇다 / 4점 : 가끔
그렇다 / 5점 : 드물게 그렇다 / 6점 : 거의 그렇지 않다)

---

① 어떤 감정을 경험하고 한참 지난 후에야 그 감정을 알아차리는 경우가 있다.

② 주의를 제대로 기울이지 않거나 딴생각을 하다가 물건을 떨어뜨리거나 엎지르는 일이 있다.

③ 지금의 상황에 집중하기 어렵다고 생각하는 경우가 있다.

④ 과정을 중시하지 않고 목표를 이루기 위해 서두르는 경향이 있다.

⑤ 상태가 매우 나빠질 때까지 신체적인 긴장이나 불편함을 알아차리지 못하는 일이 있다.

⑥ 사람 이름을 처음 들으면 금세 잊어버린다.

⑦ 자신이 뭘 하는지 충분히 인식하지 못한 채 자동적으로 일하는 경향이 있다.

⑧ 지금 하는 일에 제대로 주의를 기울이지 않고 서둘러 끝내려는 경향이 있다.

⑨ 목표를 달성하는 데만 신경 쓰느라 그 목표를 이루기 위해 지금 하는 일에 제대로 집중하지 못할 때가 있다.

⑩ 자신이 무엇을 하고 있는지 의식하지 않고 기계적으로 일이나 작업을 한다.

⑪ 일을 하면서 동시에 다른 사람의 대화에 귀를 기울이는 경우가 있다.

⑫ 아무 생각 없이 어딘가로 향하다가 문득 어떻게 그곳에 도착했는지 기억나지 않을 때가 있다.

⑬ 자기도 모르게 미래나 과거에 대한 생각에 빠져 있을 때가 있다.

⑭ 주의를 기울이지 않은 채 뭔가를 하고 있을 때가 있다.

⑮ 자기도 모르게 간식을 먹고 있을 때가 있다.

평균 점수의 대략적인 기준은 다음과 같다.

- **3.84점 전후 :** 평균적인 마음챙김 수준이다.

- **3.95점 전후** : 평균 이상의 마음챙김 수준이다.
- **4.38점 전후** : 평균보다 상당히 높은 마음챙김 수준이다. 명상 상급자는 대부분 이 정도 점수가 나온다.

이때 중요한 점은 마음챙김이 절대로 특수한 정신 상태나 행위가 아니라는 것이다. 마음챙김 주의 자각 척도의 질문을 뒤집어보면 마음챙김 수준이 높다는 것은 '그때그때의 감정을 스스로 알아차리는 상태', '지금의 상황에 집중할 수 있는 상태', '항상 주체적으로 일하는 상태'를 의미한다. 모두 우리가 평소에도 신경을 쓰는 평범한 요소일 뿐이다. 즉 마음챙김이란 마음을 완벽히 비우는 어려운 일에 도전하는 것도, 단순히 휴식이나 행복감을 달리 표현하는 것도, 영적 또는 종교적으로 경지에 이르는 신비로운 경험을 하는 것도 아닌 지극히 일상적인 의식 상태다.

짐작했겠지만 이것은 수렵채집인의 시간 감각에 가깝다. 수렵채집인은 모든 경험을 현재로 인식함으로써 시간을 초월하고, 이로 인해 미래의 불안으로부터 해방된다. 그들은 누구에게 배우지 않고도 마음챙김 수준이 높은 상태에서 생활한다. 이 점을 미리 마음에 새겨두지 않으면 마음챙김에 대해 지나친 기대를 품게 되어 마치 어려운 문제를 모조리 해결해주는 마술 지팡이라도 되는 양 환상을 가질 수 있다. 무턱대고 명상에 돌입하기에 앞서 마음챙김이 어떤 감각인지를 파악하는 일이 먼저다.

먹으면서 명상하는
마음챙김 식사

자기 관찰이 무엇인지에 대한 이해를 높이기 위해 실험을 하나 해보겠다. 편안히 눈을 감고 다음 단계를 시도해보자.

① 눈앞에 큰 호랑이 이미지를 떠올린다.
② 호랑이의 이미지를 변화시키려 하지 말고 그저 관찰만 한다.

이것은 인지행동치료에서 타이거 태스크tiger task라고 불리는 자기 관찰 기법이다. 이 기법의 핵심은 의식적으로 호랑이를 움직이게 하거나 각도를 바꾸지 않는 것이다. 실제로 시도해보면 알겠지만 이미지를 그냥 바라보는 동안 호랑이가 마음대로 주위를 서성거리기 시작하고 머지않아 사라진다(전혀 움직이지 않는 경우도 있다).

익숙해지기 전까지는 호랑이의 머리를 쓰다듬고 싶어지거나 귀여운 울음소리를 내게 하고 싶어지는 등 이리저리 제어하고 싶어질 것이다. 하지만 꾹 참고 눈앞의 호랑이를 오직 관찰만 하는 게 중요하다. 여러 번 반복하다 보면 '마음대로 움직이는 이미지를 응시하는 감각'이 무엇인지 알게 된다. 이것이 소위 말하는 마음챙김의 감각과 동일하다.

여기에서 말하는 호랑이는 당신의 마음에 생기는 공포나 불안을 상징한다. 만일 앞으로 생활하면서 마음속에 부정적인 생각이나 감정이 생기면 타이거 태스크에서 호랑이를 응시했을 때의 감각을 떠올려보자. 그러면 당신의 감정이나 생각은 호랑이와 마찬가지로 마음대로 눈앞에서 어슬렁대기만 할 뿐 그 이상은 아무것도 하지 않는다. 계속 관찰하다 보면 부정적인 감정과 생각은 제멋대로 사라질 것이다. 그 시점에 이르면 당신은 마음속에 부정적인 파동이 일어도 타격을 입지 않게 된다. 이것이 마음챙김을 현실에서 활용할 때의 기본 흐름이다.

일단 자기 관찰이라는 감각이 무엇인지 알고 나면 일상의 모든 상황이 마음챙김 훈련장으로 바뀐다. 예컨대 설거지도 훌륭한 훈련법 중 하나다. 2015년 미국 유타대학교에서 이루어진 실험에서 연구팀은 피실험자들에게 베트남 고승인 틱낫한의 문장을 읽도록 지시했다.[17]

"설거지를 할 때는 설거지만 해야 합니다. 다시 말해서 설거지를 할 때는 설거지를 하는 데 온 마음을 다해야 한다는 뜻이지요. 설거지를 제대로 하지 못한다면 분명 차도 제대로 마실 수 없을 겁니다. 차를 마시면서도 다른 일을 생각하느라 손에 든 차의 맛을 제대로 즐길 수 없을 테니까요. 이렇듯 우리는 아직 오지도 않은 미래에 붙잡혀 지금이라는 이 순간을 살지 못합니다."

뒤이어 피실험자들에게 "물 온도나 세제 거품의 감각에 의식을 집중하면서 설거지하세요"라고 지시한 결과 모두의 내면에 큰 변화가 일어났다. 고작 6분 동안 마음을 다해 설거지한 것만으로 불안이나 신경증의 수준이 27퍼센트나 낮아졌고, 반대로 새로운 아이디어가 떠오를 확률은 25퍼센트나 높아진 것이다.

원래 선禪에서는 일소제이신심一掃除二信心(청소가 먼저고 믿음은 그다음이 라는 뜻이다 - 옮긴이)이라고까지 할 만큼 집안일을 중시하는데, 그 타 당성이 과학적으로도 조금씩 입증되고 있다. 걸레질, 양치질, 요리, 빨래 등 모든 집안일에 의식을 집중하기만 해도 당신의 불안은 줄어 들 것이다.

또 식사 시간을 명상으로 활용해도 효과적이다. TV나 스마트폰을 보면서 식사하는 습관에서 벗어나 입안에 든 음식이나 음료를 음미 하는 데만 집중하면 그 역시 명상과 같은 행위가 된다. 아주 단순한 연습이지만 ACT나 메타인지치료 등에서 실제로 불안 장애를 치료 하는 데 사용될 만큼 효과가 높으며 보통 '마음챙김 식사mindful eating'라 고 불린다. 구체적인 실천 방법은 다음과 같다.

촉각, 시각, 후각으로 음미하기

먼저 음식을 손으로 만져서 단단함이나 부드러움을 확인한다. 만질 수 없는 음식은 표면을 차분히 바라보며 재료의 질감을 확인 한다. 그다음에는 코를 가까이 대고 냄새를 즐긴다. 이 작업을 최소 5분간 지속한다.

자신의 감각을 관찰하기

음식의 모양이나 향으로 인해 마음속에 어떤 변화가 생겼는지 관찰한다. 침이 고이거나 공복감이 늘어나거나 과거의 기억이 떠오르는 등 다양한 감각의 변화를 5분간 관찰한다.

음식을 입에 넣기

이제 음식을 입안에 넣는다. 이때 서둘러 음식을 씹지 말고 먼저 혀 위에서 굴리면서 촉감을 살핀 다음 다시 자신의 감각에 어떤 변화가 일어났는지 관찰한다. 눈을 감고 입안의 감각에만 의식을 집중하면 더 쉽게 진행할 수 있다.

씹어서 삼키기

마지막으로 음식을 씹어서 삼킨다. 이 단계에서는 음식의 맛은 물론 치아나 목의 감각이 어떻게 변화하는지도 계속 관찰한다.

모든 단계를 끝내는 데는 10~15분 정도 걸린다. 다만 이것은 임상 현장에서 이루어지는 정식 기법이므로 실제로 음식을 한 입 먹는데 10분이나 들일 필요는 없다. 단순히 '뭔가를 하면서 먹는 습관'을 중단하고 평소보다 천천히 음미하면서 먹기만 해도 마음챙김 수준은 높아진다.

마지막으로 마음챙김 훈련에 효과적인 또 한 가지 방법은 '운동'

이다. 2014년 독일 루트비히대학교에서 이루어진 실험에서 12주 동안 일주일에 2시간씩 시속 7킬로미터 정도의 가벼운 달리기를 한 피실험자들은 마음챙김 주의 자각 척도의 점수가 눈에 띄게 상승했다.[18] 피실험자들은 마음챙김을 의식하지 않고 극히 평범하게 달리기를 지속했을 뿐이었다. 그런데도 피실험자들의 마음챙김 수준이 높아진 이유를 연구팀은 이렇게 설명했다.

"운동은 호흡 속도, 심장박동수, 체온 등에 영향을 미친다. 이러한 변화가 자기 몸에 의식을 집중하게 해 마음챙김 수준이 높아진다."

운동으로 생리적인 변화가 일어난 덕분에 자동으로 자신의 몸을 관찰하는 태도가 생겨난다는 것이다.

운동을 통해 마음챙김 수준을 높이려면 자신의 움직임에 자연스럽게 집중할 만한 강도로 20~30분에 걸쳐 운동하는 게 핵심이다. 10분 만에 숨이 턱끝까지 차오를 정도의 고강도 운동은 마음챙김 수준을 높이기에 시간이 부족하고, 걷기 정도의 편한 운동은 충분한 생리적 변화를 일으키지 않는다. 살짝 숨이 차서 다른 사람과 대화할 수 없을 정도의 수준을 유지하는 게 이상적이다. 이 조건만 충족하면 어떤 운동이든 상관없지만 너무 복잡한 종목이라면 주의력이 흐트러진다. 따라서 처음에는 시속 6~8킬로미터 정도의 달리기부터 시작하는 게 무난하다.

어쨌든 가장 큰 목표는 당신의 뇌에 구비된 마음챙김 기능을 자유자재로 작동시키는 것이다. 갑자기 미래가 불안해지거나 감정의 파도에 휩쓸릴 듯한 순간에 곧바로 '관찰자 모드'로 전환하려고 의식해보자.

죽음을 초월한 경지

인간은 죽는다. 그 후에는 의식도 사라지고 당신의 존재는 무無가 된다. 죽음은 누구도 피할 수 없지만 경외심과 관찰이라는 2가지 무기를 활용하면 먼 미래에 대한 불안을 줄일 수는 있다. 경외심을 통해 영원의 시간과 동기화하면서 동시에 자기 관찰을 통해 지금을 살면 되는 것이다.

에도 시대 중기의 선승인 하쿠인 에카쿠(1686~1769년)는 만년에 "인간은 죽을 때가 되면 죽는 게 좋다"라는 경지에 도달했다. 그렇게까지 달관하기는 어렵겠지만 그래도 죽음을 초월하는 일에 도전해볼 가치는 있다. 죽음에 대한 불안이 조금이라도 줄어들어야 비로소 우리는 "죽음을 생각하라"라는 충고를 유용하게 활용할 수 있다.

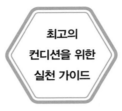

최고의
컨디션을 위한
실천 가이드

경외심을 느껴라

- 자연 : 야외 활동의 횟수를 늘리거나 내셔널 지오그래픽 등으로 웅대
  한 자연 영상을 보자. 우주론이나 수학의 아름다움을 묘사한 과학 서
  적을 접하는 방법도 효과적이다.
- 예술 : 정기적으로 미술관을 방문하거나 미술 서적을 읽어보자. 편안
  한 마음으로 감상할 수 있는 작품보다는 당신의 세계관에 충격을 던
  져주거나 쉽게 이해하기 힘든 작품을 선택하자.
- 카리스마 : 당신도 모르게 감탄사가 절로 나오는 인물을 한 명 선택해
  서 그 사람의 인생을 깊이 파고들어보자. 이름이 널리 알려진 인물뿐
  아니라 친척이나 주변 사람이어도 상관없다. 당신의 마음을 움직이는
  인물이라면 모두 경외의 대상이 된다.

자기 관찰의 태도를 길러라

- 타이거 태스크 : 타이거 태스크를 하루에 5분씩 지속하면서 '나의 생각이나 이미지를 바라보는 감각'이 무엇인지 파악하자. 2주 정도 지속하면 자기 관찰이라는 감각이 무엇인지 깨닫게 될 것이다.
- 마음챙김 : 방 청소나 설거지처럼 일상적인 집안일을 한 가지 선택해서 오로지 그 작업에만 집중하려고 의식하자. 그릇을 닦을 때는 오로지 그릇만 닦고, 청소기를 돌릴 때는 오로지 청소기만 돌린다. 이것도 최소한 하루에 5분씩, 8주 동안은 꾸준히 해보자.
- 마음챙김 식사 : 뭔가를 하면서 식사하는 습관은 그만두고 평소보다 2배 시간을 들여서 음식을 음미해보자. 가능하다면 본격적인 마음챙김 식사를 시도해보는 게 바람직하지만 '한 입 먹는 데 10초를 들인다'고 의식하는 정도여도 괜찮다.

Part

9

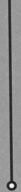

인생의 모든 일을 놀이화하라

놀이는 일을 하기 위한 휴식이 아니라 그 자체로 생존의 필수 조건이다.

놀이를 삶 자체로 여기고 놀이의 기본을 배워서 생활에 응용해야 한다.

놀이 감각이 강한
사람일수록 행복하다

"생활을 위해 일하는 사람이 있다면 그것이야말로 그들의 진정한
착각이다."

한 연구에는 부시먼이 한 이런 말이 기록되어 있다.[1] 인류학계에
는 수렵채집 사회에 중노동이나 고된 일과 같은 개념이 존재하지 않
는다는 사실이 예부터 널리 알려져 있었다. 수렵채집인들은 사냥이
나 이동 생활 같은 고된 일을 부담스럽게 여기지 않는다.

많은 수렵채집 사회에서는 하루하루의 일을 놀이에 가까운 이미
지로 인식한다. 그들에게 야생동물이나 식물을 찾아 헤매고, 사냥감
에 맞는 요리법을 궁리하고, 이동한 곳에서 찾아낸 목재로 살 곳을

만드는 작업은 어디까지나 노래나 춤 같은 오락의 일부다. 모든 일은 롤플레잉 게임[RPG]이나 슈팅 게임을 하며 놀 때와 비슷한 감각으로 받아들여진다.

수렵채집 사회에서는 놀이를 특히 중요하게 여겨서 유년기부터 철저하게 놀이 감각을 주입시킨다. 미국 보스턴대학교의 피터 그레이가 아프리카의 칼라하리[Kalahari] 족이나 나로[Naro] 족을 대상으로 실시한 조사에 따르면 대부분의 부족은 아이를 4세 무렵부터 적극적으로 놀게 하고 아침부터 저녁까지 친구와 원하는 일을 하면서 마음대로 지내게 한다.[2] 그 시간 동안에는 완전히 방임하고 어른은 아이가 하는 일에 일체 간섭하지 않는다. 어른 흉내를 내며 맹수를 사냥하러 나가든, 숲속에 비밀 기지를 짓든, 바나나 잎으로 만든 그네를 타든, 무엇을 하든 자유다. 놀이 기간은 14~15세까지 이어지고, 아이들은 그때서야 비로소 어른들의 사냥에 따라나설 수 있다. 수렵채집 사회의 아이들은 오랜 세월에 걸쳐 놀이하며 시간을 보낸다. 그레이 박사는 현장 연구의 성과를 이렇게 정리했다.

"모든 수렵채집인은 어른 아이 할 것 없이 항상 유머와 놀이 감각을 표현하며 살아간다. 수렵채집 사회의 밑바탕에는 놀이 감각과 유머가 깔려 있다. 놀이는 단순히 일상에 즐거움을 더해주는 향신료가 아니라 부족의 평등을 유지하고 평화를 지키기 위한 중요한 수단이다. 그것을 통해 그들은 살아가는 데 필요한 환경을 구비하는 것이다."

놀이는 일을 하기 위한 휴식이 아니라 그 자체가 생존의 필수 조건이다. 수렵채집인에게 놀이와 생활은 동일하다. 놀이를 위해 살아가는 게 아니라 삶 자체가 놀이다.

그렇다면 만일 우리가 놀이를 빼앗기면 어떻게 될까? 몇몇 동물 연구에서 무시무시한 결과가 확인되었다. 2011년 미국 국립보건원에서는 늙은 원숭이만 있는 우리에서 새끼 붉은털원숭이를 키우는 실험을 했다.[3] 나이 든 원숭이들이 체력이 없어서 새끼 원숭이는 불쌍하게도 대부분의 시간을 혼자 놀아야 했다. 몇 년 후, 성장한 새끼 원숭이는 다른 원숭이들과 다른 반응을 보였다. 평범하게 자란 원숭이는 새로운 우리에 옮겨지자 왕성한 호기심을 보이며 주변 환경을 탐색하기 시작했다. 하지만 놀이를 빼앗긴 채 성장한 원숭이는 극도로 겁먹은 모습을 보이며 우리 한구석에 웅크리고 앉아 꼼짝도 하지 않았다.

원숭이의 실험 결과를 사람에게 그대로 적용하는 것은 위험하지만 심리학자 르네 프루아예 박사가 4,100명을 대상으로 실시한 설문 조사에서도 "인간의 놀이 감각은 행복도와 관련이 높다"라는 결론이 나왔다.[4] 간단히 말하면 놀이 감각이 강한 사람일수록 인생을 행복하게 살아가는 경향이 있다. 심리학에서 말하는 놀이 감각이란 어떤 상황이든 재미와 유머를 담아 해석할 수 있는 것을 의미한다. 바로 수렵채집인이 일상적으로 발휘하는 능력이다.

프루아예 박사는 "각 연령대에 맞는 놀이는 스트레스 상황에 맞닥뜨렸을 때 긍정적인 감정을 끌어내는 가장 좋은 자원이 될 수 있다"

라고 지적했다. 놀이의 내용은 무엇이든 상관없다. 자기가 마음 편히 몰입할 수 있는 취미를 발견하는 일이 수렵채집인의 일상적인 감각에 가까워지는 첫걸음이다.

하지만 단순히 취미를 늘리는 게 본질적인 해결책은 아니다. 아무리 즐거운 취미를 찾아낸들 그 외의 시간이 따분하다면 도피처에 불과하다. 현대인의 문제를 해결하려면 일, 육아, 공부와 같은 인생의 모든 국면을 '놀이화'할 필요가 있다. 아침마다 교통 체증에 시달리고, 시도 때도 없이 고객에게 머리를 조아리고, 이 눈치저 눈치 보다가 마지못해 야근하고, 집에 돌아오면 씻고 지쳐 잠이 든다……. 이런 당연한 일상을 가능한 범위에서 놀이터로 바꿔나가는 것이다.

오락거리가 넘치는데도
즐겁지 않다

이쯤에서 먼저 현대 생활에 놀이 감각이 줄어든 이유를 짚어보자. 선진국에는 수많은 자극과 오락이 차고 넘치는데 왜 즐겁지 않은 기분으로 하루하루를 보내는 사람이 많은 걸까? 이 문제의 해결책을 찾으려면 선진국과 수렵채집인의 환경을 놀이터로 바꿔 생각해보는 게 도움이 된다. 그런 다음에 우리와 수렵채집인의 놀이에는 어떤 차이가 있는지 살펴보자.

우선 수렵채집인의 세상에서는 놀이의 규칙이 단순하다. 같은 시간에 사냥터에 나가고, 사냥감을 잡고, 동료들과 식량을 나누고, 나머지 시간은 다 함께 춤추고 노래한다. 그들의 생활 규칙은 이게 전부이고 항상 해야 할 일이 명확하다. 그렇다고 해서 수렵채집인의 놀이가 간단하다는 의미는 아니다. 직접 재료를 찾아서 활과 화살을 만들고, 200~300종이 넘는 야생동물의 생활 패턴을 기억하고, 모래나 진흙에 남은 흔적을 좇아 목표물을 겨냥하는 작업에는 모두 고도의 인지 기능이 필요하다. 이 점에서 수렵채집인의 놀이는 체스나 바둑처럼 단순하면서도 깊이 있는 구조를 띠고 있다.

한편 선진국의 생활환경은 어떨까? 오랜 기간에 걸쳐 주택 대출금을 갚을 계획을 세워야 하거나, 처음 만난 사람에게 상품을 팔아야 하거나, 잘 알지도 못하는 정치가에게 투표해야 하는 등 인간의 뇌에는 '너무 새로운' 작업이 잇달아 주어진다. 게다가 그 규칙은 사회 시스템이 달라질 때마다 변경되어서 따라잡기만도 힘에 부친다. 규칙이 정해지지 않은 게임만큼 플레이어의 의욕을 꺾는 일도 없다.

또 다른 차이는 피드백의 즉시성이다. 잘 만들어진 게임은 플레이어에게 곧바로 반응을 돌려주도록 설계된다. 슈팅 게임에서는 적을 쓰러뜨릴 때마다 점수가 올라가고, 롤플레잉 게임에서는 캐릭터가 새로운 무기를 장착하면 공격력이 높아지고 실패하면 스테이지 처음으로 돌아가 다시 시작해야 하는 것처럼, 눈에 보이는 형태로 뭔가 변화하지 않으면 플레이어는 게임을 계속할 의욕을 잃는다.

이런 점에서 수렵채집인의 생활은 합격이다. 사냥하러 나가면 사냥감이 있는지 없는지 금세 알 수 있고, 활과 화살을 만들면 그 자리에서 성능을 시험할 수 있으며, 건축 재료를 쌓아올리면 한나절 만에 집이 완성된다. 자기가 세운 가설이 타당한지 바로바로 검증할 수 있으므로 플레이어의 의욕은 유지된다.

하지만 선진국에서는 자기가 한 행동에 즉시 피드백이 돌아오는 경우가 많지 않다. 대부분 목표 하나를 이루는 데 몇 개월이 걸리고, 사회에서 쓸 수 있는 기술을 익히기까지 몇 년이 걸리며, 그때까지는 성취감 없는 하루하루가 이어진다. 아무리 좋은 수를 두어도 상대가 다음 말을 전혀 움직이지 않는 체스 게임과 같다. 그 결과 충족되지 않은 욕망은 인터넷 뉴스나 SNS처럼 피드백이 곧바로 돌아오는 매체로 향하기 쉬워진다. 브라우저를 열면 새로운 정보를 얻을 수 있고, 인스타그램에 사진을 올리면 곧바로 '좋아요'를 받을 수 있기 때문이다. 하지만 이런 반응은 뇌의 쾌락 시스템을 피곤하게 할 뿐인 초정상 자극에 지나지 않는다. 자극의 질은 패스트푸드나 과자에 가까워서 너무 많이 섭취하면 머지않아 쾌락적 반응만을 찾아 헤매는 '피드백 좀비'로 변하게 된다.

요컨대 우리 환경은 놀이터로서는 열악하기 짝이 없다. 규칙은 인위적이어서 이해하기 어렵고 명확한 목표도 없는 데다가 즉시 돌아오는 피드백이 적은 탓에 미래에 대한 불안도 늘어난다. 이런 상황에서는 마음 편히 놀 수 없다. 이 문제를 해결하겠다는 일념으로 "인생은 게임이다" 혹은 "일을 놀이하듯 하라"라는 말을 염불처럼 외워 봤자 아무런 도움도 되지 않는다. 애당초 현대 환경에서 놀이가 사라진 원인은 농경이 시작되면서 먼 미래를 생각하게 된 점에 있다. 이런 큰 변화에 정신론으로 맞서는 것은 이치에 맞지 않는다.

우리가 해야 할 일은 수렵채집인에게 놀이의 기본을 배워서 지금의 생활에 응용하는 것이다. 이때 필요한 키워드 2가지는 '규칙 설정'과 '피드백화'다.

규칙화하면 '지금 여기'에 집중할 수 있다

드라우기엠Draugiem은 라트비아에서 손꼽히는 최대 IT 기업이다. 2004년에 개발한 SNS가 몇 년 만에 사용자 수 230만 명을 돌파하면서 북유럽에서 가장 성공한 회사라 불렸다. 하지만 그런 성공과는 정반대로 2010년부터 직원 관리에 애를 먹기 시작했다. 직원들의 업무 효율에 현저한 차이가 발생하면서 전체 직원 중 약 10퍼센트만이 회사에서 원하는 생산성 수준을 통과했기 때문이다. 고민에 빠진 드라우기엠은 상위 10퍼센트 직원들과 다른 직원들의 차이점이 무엇인지 조사에 착수했다. 시간 관리 애플리케이션을 사용해 전 직원이 어떤 방식으로 일하는지 추적한 것이다.

상위 10퍼센트 직원들과 나머지 90퍼센트 직원들 사이에는 뚜렷한 차이가 있었다. 생산성이 높은 직원일수록 정해진 간격으로 일했는데, 평균 52분 정도 일하면 17분간 쉬는 주기적 사이클을 지키는 경향이 확인되었다. 그 직원들은 의식적으로 이 방식을 적용한 게 아니라 시행착오를 거치면서 특정한 사이클에 이르렀다고 한다. 그 후에도 비슷한 연구가 이루어졌는데 최우수 직원들은 다음과 같은 경향을 보였다.[5~6]

- **정육 공장 직원** : 51분 작업과 9분 휴식을 반복한다.
- **농부** : 75분 작업과 15분 휴식을 반복한다.
- **프로그래머** : 50분 작업과 7분 휴식을 반복한다.

이렇게 놓고 보면 세간에 널리 알려진 효율 향상 기법 대부분이 이 같은 발상을 토대로 한다는 사실을 알아차릴 수 있다. 예컨대 '포모도로 기법'이라는 유명한 시간 관리법이 있다. 작업 시간을 25분 간격으로 나누고 사이사이마다 5분씩 휴식을 끼워 넣는 기법인데, 미리 목표 시간을 설정해둠으로써 작업에 명확한 규칙을 설정하여 집중도를 높이는 효과를 얻을 수 있다.

마찬가지로 '마감 정하기'라는 기법도 비슷한 발상을 바탕으로 한다. 기한이 정해져 있지 않은 일도 의도적으로 '오늘 10시까지 끝내겠다'고 결정하면 미래의 모습이 뚜렷해져서 역시 현재와 미래의 심리적 거리가 줄어든다. 그만큼 주의가 산만해지지 않고 눈앞의 작업에 몰두할 수 있다.

시간이 아니라 작업을 나눠도 비슷한 효과를 거둘 수 있다. 가령 '기획서 제출'이라는 목표가 있는 경우 '기획 결정', '기획서 작성', '확인 및 수정' 등의 작은 목표로 나누는 방식이 일반적이다. 흔히 '역산 스케줄링'이라고 불리는 기법인데 큰 목표를 설정할 때보다 미래가 선명해져서 의욕이 높아지기 쉽다.

이렇듯 인생을 규칙화하는 기법은 여러 가지가 있는데 모두 '미래를 작게 나눈다'는 공통점이 있다. 시간을 나누든 작업을 나누든 미래와 현재의 심리적 거리를 좁히는 효과가 있어서 조 심슨(1985년 안데스산맥의 시울라 그란데 서벽에서 하산하는 길에 미끄러져 다리가 부러진 채 크

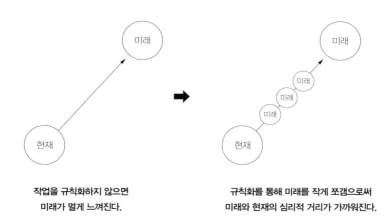

작업을 규칙화하지 않으면
미래가 멀게 느껴진다.

규칙화를 통해 미래를 작게 쪼갬으로써
미래와 현재의 심리적 거리가 가까워진다.

레바스에 떨어졌지만 사흘 동안 기어서 베이스캠프에 살아 돌아간 인물이다. 그는 손목시계 타이머를 20분에 맞추고 '20분 동안 저 지점까지 가겠다'는 목표에만 집중하기를 반복했다고 한다 - 옮긴이)이 하산 길에 경험한 것과 같이 '지금 여기'라는 감각이 생겨난다. 즉 규칙화는 자신을 마음챙김으로 이끄는 길이기도 하다.

행복감을 높여주는
3의 법칙

그런데 미래를 제대로 나누려면 어떻게 해야 할까? 업무처럼 명확한 목표가 있으면 나누기 쉽지만 인생의 목표는 대부분 막연하고 달성한 후에 정말 행복해질지 어떨지도 알 수 없다. '부자가 되겠다' 혹은 '유명해지겠다' 같은 목표가 전형적인 사례다.

이 문제에 대해 가장 정량적으로 효과가 검증된 방법은 7장에서도 소개한 개인 목표 분석이다. 원래 행복도를 높여주는 목표 관리법을 목적으로 탄생한 기법이다 보니 불확실한 목표를 뚜렷하게 하는 효과가 탁월하다.

여기에서는 우선 '하위 목표 진단'이라는 도구를 사용하자. 방법은 간단해서 앞서 작성해본 개인 목표 분석 평가표에서 총점이 높은 핵심 목표 5가지를 선택한 후 각 목표에 대해 이렇게 질문해보면 된다.

- 이 목표를 실행하려면 무엇을 해야 하는가?
- 이 목표보다 작은 목표는 무엇인가?

한 가지 예로 '과식하지 않기'라는 목표를 하위로 전개해보자.

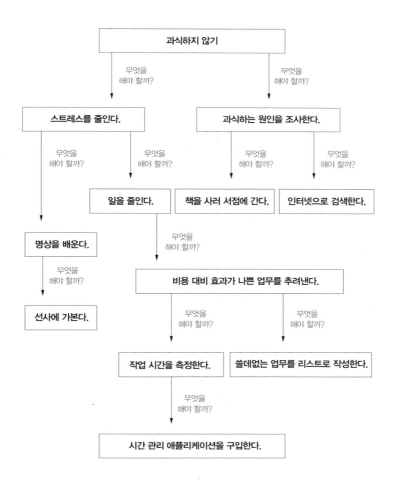

이렇게 여러 번 질문을 반복해서 더 이상 하위 목표가 떠오르지 않는다면 종료하자. 가장 아래에 나온 항목이 당신의 행복도를 가장 많이 높여주는 목표다.

이 기법은 가치관 측정 도구에 기입한 항목으로 진행해도 상관없다. 가령 '다른 사람에게 도움이 되고 싶다'가 최상위 가치관이라면 이것을 '봉사 활동하기'나 '직장 동료 도와주기'와 같은 하위 목표로 분해하고, 그것을 다시 '인터넷으로 자원봉사 단체 검색하기'나 '동료에게 도움이 필요한 일이 있는지 물어보기'와 같이 작게 쪼개면 된다. 당연한 말이지만 자기가 중시하는 가치관에 바탕을 둔 목표일수록 미래와 현재의 심리적 거리가 가까워지고 의욕과 행복도도 높아지기 쉽다.

그다음에는 작성한 목표 리스트를 실천에 옮기기만 하면 되는데, 이때 수렵채집 사회에서 배운 '놀이의 규칙은 단순해야 한다'는 교훈이 중요하다. 달성해야 할 목표가 하루에 20~30개나 된다면 미래의 모습이 여러 갈래로 갈라져서 의욕이 떨어지고 만다.

이 문제에 대처하는 방법은 옛날부터 수없이 강구되었고, 데이비드 앨런의 《준비된 자가 성공한다Ready for Anything》나 스티브 코비의 《성공하는 사람들의 7가지 습관The 7 Habits of Highly Effective People》과 같은 업무 관리 기법이 탄생했다. 두 책 모두 지나치게 복잡해진 미래를 단순하게 정리해서 미래와 현재의 심리적 거리를 줄이는 효과가 있다. 관심이 있다면 읽어보기 바란다.

하지만 여기에서는 수많은 기법 중에서도 특히 심플하게 디자인된 '3의 법칙The Rule of 3'을 채용한다.[7] 이것은 소프트웨어 공학의 '애자일 소프트웨어 개발agile software development'이라는 방법론에서 탄생한 기법 중 하나인데, 세밀하게 계획하고 설계해서 프로젝트를 완성하는 게 아니라 단기간에 작은 프로젝트 사이클을 여러 번 반복해서 최종 결과물의 질을 높여나가는 방식이다. 이 방법론에는 '프로젝트는 변하게 마련'이라는 전제가 깔려 있어서 작업을 관리할 때도 유연성을 중요하게 여긴다. 그래서 3의 법칙에서는 다음 사항만 철저히 준수한다.

- 매일 아침 오늘 끝내고 싶은 일 3가지를 쓰고 실천한다.
- 매주 초에 이번 주에 끝내고 싶은 일 3가지를 쓰고 실천한다.
- 매달 초에 이번 달에 끝내고 싶은 일 3가지를 쓰고 실천한다.
- 매년 초에 올해에 끝내고 싶은 일 3가지를 쓰고 실천한다.
- 매주 주말에 평가하여 잘한 점 3가지와 개선할 점 3가지를 쓴다.

실제로 활용할 때는 우선 아침에 그날 집중하고 싶은 일 3가지만 종이에 쓰자. 그리고 그 종이를 항상 보이는 곳에 두고 결정한 일을 처리하면 된다. 더할 나위 없이 심플한 규칙이다.

3의 법칙이 효과적인 이유는 인간의 뇌가 한 번에 처리할 수 있는 정보의 수가 4±1개이기 때문이다. 예를 들어 "사과, 토마토, 당근,

배추, 호박, 양배추, 가지"라고 적힌 목록을 봤을 경우, 특별한 기억술을 사용하지 않는 한 90퍼센트의 사람은 3~5개까지만 기억할 수 있다. 예전에는 인간이 7개까지 단기적으로 기억할 수 있다고 알려져 있었지만, 2001년 미국 미주리대학교의 넬슨 코완이 정밀한 실험을 실시한 결과 4±1개가 한계라고 판명되었다.[8]

이 수치는 인류학 연구에서도 검증되었다. 미국 마이애미대학교의 케일럽 에버레트는 아마존의 문두루쿠Munduruku족과 피라항Pirahã족을 조사해 수렵채집인의 숫자 감각을 확인했다.[9] 두 부족에게는 모두 수의 개념이 없었고 동물의 수가 두 마리를 넘으면 아무리 개체 수가 늘어나도 '많다'고만 표현했다.

에버레트 박사는 빈 깡통에 나무 열매를 4~5개씩 넣으면서 그 모습을 부족의 성인들에게 보여주었다. 그런 다음 깡통에서 나무 열매를 꺼내면서 "깡통이 비면 손을 들어주세요"라고 지시했다. 하지만 그들은 손을 들어야 할 정확한 타이밍을 전혀 가늠하지 못했다. 에버레트 박사는 말했다.

"숫자의 도움이 없다면 일반적인 성인은 4까지의 수량도 정확히 구별하고 기억할 수 없는 듯하다."

아무래도 우리가 4개 이상의 물건을 정확하게 셀 수 있는 것은 수메르인이 기수법을 고안해낸 덕택인 듯하다. 수의 개념이 생긴 시기는 기원전 3100년 무렵이므로 아직 뇌의 진화가 따라잡지 못한 게 당연한 일인지도 모른다.

이런 의미에서 보자면 모든 작업을 3가지로 좁히는 방법은 타고난 인지 자원을 쓸데없이 낭비하지 않는다는 점에서 설득력이 있다. 만일 복잡한 업무 관리 기법을 소화하기 힘들다면 3의 법칙으로 전환해보자.

현재와 미래의 심리적 거리를 좁히는 방법

하지만 이렇게까지 미래를 잘게 쪼개어도 결정한 작업을 제대로 처리하지 못하는 경우가 비일비재하다. 현대 사회에는 수렵채집 사회와 달리 결과가 나오기까지 시간이 오래 걸리거나 숫자를 다뤄야 하는 작업이 많아서 유전과 부조화를 일으키기 쉽기 때문이다. 체형이 변하기까지 몇 개월이나 걸리는 다이어트, 실감이 나지 않는 통계 자료의 처리, 처음 만난 상대와 친밀한 관계를 쌓아야 하는 영업 활동 등 모두 수렵채집 사회에는 없었던 작업이므로 제대로 처리하지 못하는 게 당연하다.

안타깝게도 이 문제에는 근본적인 해결책이 없다. 애당초 인간의 뇌가 아직 현대적인 작업에 제대로 대처하지 못하므로 아무리 뛰어난 관리 기법을 활용한다 해도 응급처치에 지나지 않는다. 우리가 할 수 있는 일은 이런 한계를 받아들이고 현재와 미래의 심리적인 거리를 줄이는 것뿐이다.

이런 점에서 보자면 '이프 댄 플랜if-then plan'이라는 기법이 가장 효과적이다. 1980년대 사회심리학에서 탄생한 이 기법은 '실행 의도implementation intention'라고 불리는 심리 현상을 바탕으로 한다. 방법은 아주 간단해서 자기가 결정한 목표에 대해 '만일 X가 일어나면 Y를 한다'와 같은 형태로 실행할 시기를 규칙으로 정해두기만 하면 된다. 구체적으로는 다음과 같다.

- 6시가 되면 청소를 한다.
- 월요일이 되면 퇴근길에 헬스장에 간다.

이처럼 달성하고 싶은 목표에 방아쇠 역할을 하는 조건을 붙이는 게 기본이다. 실행 신호if와 행동then을 한꺼번에 설정하므로 우리의 심리 속에서는 미래의 시간이 이중으로 고정되고, 그만큼 미래가 지금에 가까워진다.

이 기법의 효과는 수많은 연구에서 확인되었는데 그중에서도 미국 뉴욕대학교의 피터 골비처가 실시한 메타 분석이 유명하다.[10] 골비처 교수는 실행 의도에 관한 연구 자료 94건을 정밀 분석한 후 다음과 같은 결론을 내렸다.

"이프 댄 플랜은 일상의 목표를 달성할 확률을 현격히 높여준다. 그 효과크기는 0.65다."

0.65라는 효과크기는 상당히 뛰어난 성적으로 이 정도 점수를 내는 기법은 많지 않다. 금연, 금주, 다이어트 등 지금 진행하고 있는 목표가 있다면 시도해보자.

이프 댄 플랜은 모든 상황에 응용할 수 있다는 장점이 있다. 이를테면 다음과 같이 사용할 수 있다.

- **상황** : 계획을 예정대로 지킬 자신이 없다.

  설정 : 12시까지 원고를 완성하지 못하면 다른 일을 멈추고 원고 작성에만 집중한다.
- **상황** : 마음에 들지 않는 고객과 대화를 나눠야 한다.

  설정 : 고객이 불평을 늘어놓으면 일단 심호흡을 한다.
- **상황** : 건강을 유지하고 싶다.

  설정 : 고기를 100그램 먹으면 채소를 300그램 먹는다. 오후 1시가 되면 약을 먹는다.
- **상황** : 누군가에게 도움이 되고 싶다.

  설정 : 일하는 도중에 누군가가 도움을 청하면 5분만 도와준다.

상황은 모두 제각기 다르지만 '만일 X가 일어나면 Y를 한다'는 형태에 적용시키기만 하면 실행 의도는 가동된다. 효과를 더욱 높이고 싶다면 '예상되는 장애물에 대해 미리 계획 세워두기'라는 기법도 함께 적용하자. 구체적인 단계는 다음과 같다.

① 달성하고 싶은 목표를 한 가지만 고른다.

② 그 목표를 달성할 때 생길 수 있는 장애물을 3가지 적는다.

③ 3가지 장애물 중에서 가장 일어날 확률이 높은 것을 한 가지만 뽑는다.

④ 선택한 장애물을 이프 댄 플랜 형태에 적용시킨다.

예컨대 '헬스장 가기'가 목표라면 '갑자기 운동하기 싫어진다', '갑자기 직장 동료가 한잔하러 가자고 한다', '갑자기 야근할 일이 생긴다'와 같은 장애물을 3가지 정도 예측한다. 그런 다음 '갑자기 운동하기가 싫어지면 일단 헬스장 근처까지 가본다'라는 식으로 대책을 세워두는 것이다.

정말 단순한 기법이지만 메타 분석에 따르면 일반적인 이프 댄 플랜보다 20~30퍼센트 정도 목표를 달성할 확률이 높아진다고 한다. 꼭 시험해보기 바란다.

인간의 뇌는 피드백을 원한다

보상을 마다할 사람은 없을 것이다. 중요한 임무를 성공으로 이끈 후에 받는 보너스는 물론이고, 길거리에서 나눠 주는 공짜 휴지만 받아도 기분이 좋아지게 마련이다. 그렇다면 그 보상이 아무런 의미도 없을 때는 어떨까? 아무짝에도 쓸모없는 보상이라면 아무리 공짜라도 싫지 않을까?

2017년 미국 시카고대학교의 크리스토퍼 시는 '사람은 무의미한 보상에 어떻게 반응하는가'를 조사했다.[11] 피실험자는 인터넷 광고의 등급을 매기는 작업을 하도록 지시받았는데, 화면에는 계속 '뭔지 모를 점수'가 표시되었다. 이 점수는 피실험자가 작업을 끝낼 때마다 무작위로 증가했지만 작업 능력을 평가하는 것도, 점수가 높다고 해서 상품이 주어지는 것도 아니었다. 어디까지나 아무 의미 없는 숫자일 뿐이었고 피실험자들은 대부분 중간에 그 사실을 알아차렸다.

하지만 피실험자의 작업 능률에는 큰 차이가 나타났다. 아무 의미가 없는 점수를 보면서 작업한 그룹은 그렇지 않은 그룹에 비해 작업 달성률이 25퍼센트나 높았고, 그 증감 수치는 점수가 올라가는 속도와 연동했다. 다시 말해서 아무 의미도 없는 점수가 빨리 올라갈수록 피실험자의 의욕이 높아졌고 점수가 올라가지 않을 때는 작업 효율이 떨어진 것이다. 시 교수는 이 결과를 이렇게 설명했다.

"숫자로 피드백을 주는 방식은 낮은 비용으로 큰 영향력을 발휘한다. 이 현상은 운동을 할 때나 비디오 게임을 할 때나 정책을 제안할 때나 똑같이 적용할 수 있다."

무의미한 숫자에 의욕이 좌우될 정도인 걸 보면 사람은 어지간히 피드백에 굶주려 있는 모양이다. 다만 이 실험은 동시에 우리가 얼마나 쉽게 피드백을 얻을 수 있는 생물인지도 나타낸다. 학창 시절 국민체조를 하고 나서 받았던 출석 도장, 할 일 목록to do list의 체크 표시, 죄수가 독방 벽에 새기는 석방까지 남은 일수……. 인간의 뇌는 목표 달성도와 나란히 수량이 늘어나는 일이라면 무엇이든 쾌락을 느낀다.

이런 의미에서 가장 간단한 피드백은 달력을 활용해 작업을 추적하는 것이다. 방법은 아주 간단하다. 그날의 목표를 끝낸 다음 달력에 동그라미만 치면 된다. 원시적인 방법이지만 피드백 효과가 커서 같은 원리를 이용한 스마트폰용 애플리케이션도 많다. 하지만 스마트폰보다는 아날로그 방식으로 다이어리나 달력을 사용하는 편이 효과가 더 높으므로 주의해야 한다. 시 교수의 실험에서 모니터의 점수가 사라진 순간 피실험자의 의욕도 떨어지는 경향이 나타났기 때문이다. 피드백은 언제든 확인할 수 있는 상태로 남겨두자.

또 한 가지 피드백에 효과적인 방법은 미국 오하이오주립대학교의 후지타 겐타로가 개발한 '책무 일람표accountability chart'다. 이 기법도 아주 단순해서 다음과 같이 진행하면 된다.[12]

① 노트 한가운데에 세로로 선을 긋는다.
② 왼쪽에 하루의 작업 시간을 90분 단위로 적는다.
③ 오른쪽에 실제로 일한 내용을 적는다.

시간	작업 내용
10:00~11:30	출판 원고 집필
12:00~13:30	원고료 계산
14:00~15:30	잡지 원고 작성
16:00~17:30	자료 수집
18:00~19:30	자료 수집
20:00~21:30	블로그 관리

후지타 박사의 실험에 따르면 이 작업을 꾸준히 지속한 피실험자는 자기 조절 능력이 높아지고 목표 달성도가 눈에 띄게 향상되었다.

첫 번째 이유는 완수한 작업을 기록으로 남겨두는 행위가 피드백으로 작용하기 때문이다. 목표가 얼마나 진척됐는지 기록으로 남기 때문에 표를 보기만 해도 만족감을 느낄 수 있다.

두 번째 이유는 실제로 작업하는 데 걸린 시간을 기록함으로써 일을 진행하는 데 시간이 얼마나 걸릴지 예측하는 데 능숙해지기 때문이다. 오래 기록할수록 일하는 데 시간이 얼마나 걸리는지 정확히 계산할 수 있게 되므로 그만큼 미래의 모습이 뚜렷해진다. 피드백을 주는 효과와 더불어 현재와 미래의 심리적 거리를 줄여주는 효과까지 있는 것이다.

여기에서는 작업을 회당 90분 단위로 구분했지만 '50분 작업, 10분 휴식' 단위로 변경해도 무방하다. 자기에게 잘 맞는 주기에 맞춰 시도해보자.

메타인지를
사용한 피드백

인간의 뇌는 어떤 피드백에도 기쁨을 느끼지만 어떤 피드백인지에 따라 각기 다르게 반응한다. 당연한 말이지만 자신의 특기나 목표가 반영된 내용일수록 피드백의 질이 높아지고 의욕도 올라가기 쉬워진다.

따라서 마지막으로 메타인지를 사용한 피드백 기법도 살펴보겠다. 메타인지란 인간의 뇌에 선천적으로 갖춰진 능력으로, '생각에 대해 생각하는' 한 단계 높은 인지 기능을 말한다. 누구나 문득 '내가 지금 저녁 식사 생각을 하고 있었네' 하고 생각한 경험이 있을 텐데, 이것은 메타인지가 가동된 전형적인 예다. 사물을 추상적으로 이해하는 데 꼭 필요한 능력이어서 원시 사회에서는 사냥감이 어디에 서식하는지 추측하거나 활과 화살 같은 무기를 만들 때 등에 사용되었다. 휘어진 가지의 반동을 이용해 다른 물체를 날리는 발상은 메타인지 없이는 생겨날 수 없었을 것이다.

반대로 말하면 메타인지 없이는 작업 진행도나 자신의 능력치와 같은 추상적인 내용을 제대로 파악할 수 없다. 목표의 핵심이 무엇인지 모르므로 "내가 뭘 모르는지를 모르겠다"라고 대답하는 아이와 똑같은 상황이 되어버린다. 이 문제를 해결하려면 의식적으로 메타인지를 가동시킨 후 목표의 요점을 파악하는 게 가장 좋다. 구체적인 방법으로 일상의 목표에 대해 3단계에 걸쳐 자신에게 질문을 반복해본다.

1단계 : 사전 평가하기

뒤이어 나오는 메타인지 질문 중 '일을 시작하기 전에 하는 질문'을 이용해 메타인지를 가동시킨다. '기획서를 완성하려면 작년 매출 자료가 필요하겠군' 혹은 '건강을 위해 헬스장에 가야겠어' 등 현재 생각하는 목표나 목표를 이룰 수단, 의문점, 가치관 등을 다시 한 번 점검한다.

2단계 : 모호한 점 파악하기

뒤이어 나오는 메타인지 질문 중 '일하는 도중에 하는 질문'을 이용해 '무엇을 모르는지를 모르는' 상태에서 벗어난다. '기획서를 작성하다가 자꾸 막히는 이유는 자료가 부족하기 때문이다', '운동할 의욕이 생기지 않는 이유는 언제 효과가 날지 몰라서 불안하기 때문이다' 등 목표를 달성하지 못하는 원인을 정확히 파악한다.

3단계 : 사전 평가를 평가하기

뒤이어 나오는 메타인지 질문 중 '일이 끝난 후에 하는 질문'을 이용해 자신의 인식이 사전 평가 때와 어떻게 달라졌는지를 정확히 인식한다. '기획서를 쓰기 전에는 자료 수집이 중요하다고 생각했는

데, 지금은 문장의 논리 구조가 더 중요하다고 생각한다' 혹은 '막상 운동을 시작해보니 생각보다 힘들지 않았다' 등 차이를 확인하는 게 핵심이다.

이 가이드라인은 미국 샌프란시스코주립대학교에서 도입한 교육법 중 하나다.[13] 여러 교육 기관에서 꾸준히 효과를 인정받아왔으며 최근에는 마약 중독 같은 재활 프로그램 등으로도 채택되었다.

실제로 메타인지를 사용한 피드백은 다양한 분야에서 응용할 수 있다. 새로운 일을 시작할 때, PDCA 사이클(목표를 달성하기 위해 계획 →실행→평가→개선을 반복 시행하는 기법이다 – 옮긴이)을 원활하게 운용하고 싶을 때, 독서 이해도를 높이고 싶을 때, 육아에 어려움을 겪을 때, 인간관계에 문제가 생겼을 때 등 어떠한 고민에든 적용할 수 있다는 점이 가장 큰 매력이다.

하지만 유일한 결점은 시간이 오래 걸린다는 것이다. 질문이 여러 갈래로 갈라지고 양도 많다 보니 자칫 잘못하면 피드백 작업만으로 하루해가 저물 수도 있다. 그만한 보상이 있긴 하지만 모든 목표에 적용하기에는 현실성이 떨어진다.

따라서 3의 법칙에서 매주 주말 평가를 할 때 사용하기를 추천한다. 메타인지를 이용해 그 주에 진행한 목표의 잘한 점과 개선할 점을 3가지씩 뽑아낸 다음, 이를 바탕으로 다음 주에 진행할 목표를 사전 평가해보는 것이다. '주말이 되면 메타인지 피드백을 한다'와 같이 미리 이프 댄 플랜에 적용시켜두면 더욱 효과적이다.

메타인지 질문

① 일을 시작하기 전에 하는 질문

- 이 일의 구체적인 목표는 무엇인가?
- 이 일을 달성하려면 어떤 준비를 해야 하는가?
- 현재 이 일에 대해 어떤 의문점이 있는가?
- 상사나 고객은 내가 어떤 결과를 내길 기대하는가?
- 이 일을 제대로 완수하는 데 필요한 요소는 무엇인가?
- 목표를 달성하는 데 걸리는 시간은 어느 정도인가?
- 시간을 들여야 하는 부분과 시간을 들이지 말아야 하는 부분은 어디인가?
- 나는 이 목표를 달성함으로써 무엇을 얻을 수 있는가?

② 일하는 도중에 하는 질문

- 지금 사용하는 전술은 제대로 기능하는가?
- 이 일에서 가장 어려운 점은 무엇인가?
- 어려운 점에 대해 다른 식으로 접근할 방법은 없는가?
- 이 일을 진행하면서 어떤 점이 가장 고민스러운지 정확히 아는가?
- 막연한 고민을 어떻게 명확하게 할 수 있는가?
- 대량의 정보 중에서 중요한 정보만을 골라냈는가?
- 일하는 도중에 생긴 의문점을 기록해두었는가?
- 일을 즐기고 있는가? 여전히 의욕이 넘치는가?
- 이 일을 진행하면서 어떤 경험을 얻었는가?

- 이 일에 더 흥미를 느낄 방법은 없는가?
- 어느 정도 자신감을 갖고 수행하고 있는가?
- 이 일에 대한 흥미와 자신감을 늘릴 방법은 없는가?

③ 일이 끝난 후에 하는 질문

- 이번 일은 시작하기 전에 예상했던 것과 다른 점은 없었는가?
- 사전 계획과 비교했을 때 무엇이 계획대로 진행되었고 무엇이 계획대로 진행되지 않았는가?
- 성공한 이유와 실패한 이유는 무엇인가?
- 이번 일을 진행하는 동안 생긴 의문점이나 문제점을 기록해두었는가?
- 의문점이나 문제점을 정확히 파악하고 해결하려면 어떻게 해야 하는가?
- 상사나 고객의 입장에서 어떤 점이 부족하다고 느꼈을 것 같은가?
- 만일 앞으로 똑같은 일을 하게 된다면 다음에는 어떤 점을 개선해야 하는가? 또는 어떤 점을 개선하지 않고 남겨둬야 하는가?
- 친구가 비슷한 일을 한다면 어떻게 조언해주겠는가?
- 이번 일에서 가장 흥미를 느낀 부분은 어디인가?
- 이번 일에서 배운 점 중에 자신의 미래나 큰 목표에 활용할 수 있는 것은 무엇인가?

우리는 어른이
되어서도 놀아야 한다

지금까지 다양한 기법을 살펴보았는데, 상황이 달라도 '놀이화'라는 패턴은 변함이 없다. 가치관에 맞게 목표를 결정하고, 규칙을 정하고, 자신에게 피드백을 주면 된다. 목적은 삶에서 놀이 감각을 되찾고 멀어진 미래를 현재에 가깝게 가져오는 것이다. 이 점만 놓치지 않는다면 어떤 상황이든 대처할 수 있다.

독일 철학자 카를 그로스는 1901년에 발표한 저서 《인간의 유희 The Play of Man》에서 다른 포유류의 유아기와 비교했을 때 인간의 아이들이 더 잘 논다는 사실을 언급하며 "인류는 다른 종보다 더 복잡한 생존 기술이 필요하므로 어른이 되어서도 놀이를 통해 인지 기능을 계속 발달시켜나가야 하는 게 아닐까?"라는 가설을 세웠다. 이 가설이 얼마나 타당한지는 알 수 없지만 수렵채집인 대부분이 노인이 되어서도 놀이 감각을 갖고 살아가는 것만은 분명한 사실이다. 우리에게는 평생 놀이가 필요하다.

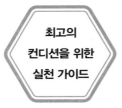

최고의
컨디션을 위한
실천 가이드

'지금 여기'에 집중하기 위한 규칙을 설정하라

- 하위 목표 진단하기 : 인생을 놀이화하려면 먼저 하위 목표 진단부터 시작해야 한다. 당신의 가치관이나 핵심 목표를 '이 정도라면 오늘 당장에라도 시작할 수 있겠다' 싶은 수준까지 작게 쪼개자.

- 주기적인 업무-휴식 사이클 설정하기 : 하위 목표를 찾아냈다면 그 일을 하기 위한 업무-휴식 사이클을 설정하자. 다만 가장 적합한 사이클은 개인의 시간 감각이나 작업의 난이도에 따라 달라진다. 만일 현재와 미래의 심리적 거리가 멀다면 포모도로 기법처럼 사이클을 짧게 잡는 편이 좋다. 반대로 현재와 미래의 심리적 거리가 좀 더 가깝다면 앞서 소개한 최우수 직원들의 업무 방식을 조사한 연구를 참조해 '50분 작업, 10분 휴식'과 같은 사이클을 반복해보자. 몇 차례 직접 실

험하면서 자신에게 가장 적합한 업무 – 휴식 사이클을 찾아나가자.

- 3의 법칙 실천하기 : 하위 목표는 3의 법칙에 따라 실천한다. 그날 해야 할 일은 항상 보이는 곳에 두자. 인간의 뇌는 미래를 다루는 데 서툴러서 조금이라도 앞일이 불확실해지면 불안이 생겨난다. 이 점에서 디지털 기기는 불리하므로 귀찮더라도 종이에 쓰는 편이 낫다.
- 이프 댄 플랜 적용하기 : 3의 법칙으로 설정한 작업을 다시 이프 댄 플랜에 적용해서 최종 운용하자. 이 리스트 역시 항상 보이는 곳에 둔다.

일상을 피드백화하라

- 작업 추적하기 : 특정 작업을 끝마치면 반드시 기록을 남겨두자. 달력에 동그라미 표시를 해도 좋고 스티커를 붙여도 좋다.
- 책무 일람표 쓰기 : 달력이나 수첩으로 작업을 추적하는 데 익숙해지면 책무 일람표도 써보자. 평소 쓰는 수첩을 사용해도 좋지만 전용 노트를 마련해두면 효과가 더욱 높아진다.
- 메타인지 질문 활용하기 : 일상적인 피드백은 책무 일람표로도 충분하지만 더 큰 목표가 있다면 메타인지가 효과적이다. 매주 한 차례씩 3의 법칙을 평가할 때 메타인지 질문을 활용해보자.

무엇부터 시작할까? 비용 대비 효과가 큰 방법

불만이나 고민의 형태는 사람마다 크게 다르므로 이 책에서 소개한 기법에도 '무조건 이 순서대로 해야 한다'는 규칙은 없다. 내키는 대로 시도해본 다음 자신에게 잘 맞는다고 생각되는 방법을 꾸준히 이어가는 게 가장 바람직하다.

하지만 각 방법의 과학적인 근거에는 질적인 차이가 있으므로 어느 정도 방법의 우선순위를 매길 수는 있다. 기본적인 가이드라인은 다음과 같다.

염증에 관하여

가장 간편하고 혜택이 많은 방법은 자연과 접촉하는 시간을 늘리는 것이다. 스트레스가 극적으로 줄어드는 것은 물론, 자연 속에 있으면 대기에 함유된 세균이 장내 환경에도 좋은 영향을 미치고, 자율 신경이 안정되어 수면의 질도 좋아지며, 디지털 단식 효과까지 얻을 수 있다. 여러 부분이 개선되므로 비용 대비 효과로는 최상급이다.

그다음으로 과학적 근거가 많은 방법은 친구 만들기와 식이섬유 섭취하기다. 둘 다 여러 메타 분석에서 혜택이 검증되었고 보편적인 효과를 기대할 수 있다. 친구 만들기는 하루아침에 되는 일이 아니지만 식이섬유는 섭취량을 늘리면 빠르게 효력이 나타나므로 변화를 실감하기 쉽다.

수면과 운동의 중요성 역시 두말하면 잔소리다. 수면을 개선하는 데는 자연과 접촉하는 게 가장 좋지만 최소한 밤늦게까지 컴퓨터나 스마트폰을 사용하지 않는 것 정도는 지키자. 운동의 종류는 가벼운 걷기부터 격투기까지 무엇이든 상관없다. 다만 친한 친구와 함께 즐길 수 있을 만한 운동을 선택하여 자연 속에서 실천하면 효과를 배로 늘릴 수 있다.

이상의 방법들을 시도해본 후 익숙해지면 발효 식품이나 프로바이오틱스, 호흡법, 재평가와 같은 방법을 추가하자. 어쨌든 자연과 접촉하는 시간을 늘리는 게 최우선이다.

불안에 관하여

가장 먼저 할 일은 가치관을 설정하는 것이다. 모든 것의 토대가 되는 요소이므로 가치관이 확실하게 정해지지 않으면 어떤 방법을 쓰든 효과가 반감된다.

가치관이 정해졌다면 이제 개인 목표 분석의 하위 분석을 이용해 목표를 작게 분해한다. 3의 법칙을 이용해 하루하루의 계획을 결정하고 각 목표를 이프 댄 플랜에 적용시킨 다음 주기적 업무-휴식 사이클에 맞춰 실천한다. 그런 다음 매달 1~4회 정도 메타인지를 사용해 목표를 평가하는 게 기본적인 흐름이다. 물론 모든 과정은 놀이한다는 감각으로 실행해야 한다.

이와 동시에 중장기적으로는 경외심과 마음챙김을 꾸준히 실천한다. 경외심을 유지하려면 대자연을 접하는 게 가장 좋지만 시간이 없다면 푹 빠져들 수 있는 소설이나 영화를 접하자. 이때 조금 무리해서 자신이 이해할 수 있는 범위를 살짝 넘어선 작품을 선택한다.

마음챙김은 자신이 꾸준히 할 수 있는 방법이라면 무엇이든 상관없다. 아무것도 하지 않고 앉아만 있는 게 힘들지 않다면 명상을 하면 되고, 몸을 움직이는 편이 몰두하기 쉽다면 유산소운동이나 집안일을 하면 된다. 어떤 방법을 사용하든 일상에 마음챙김의 감각을 녹여내는 게 가장 중요하다. 처음에는 '잠자리에 들기 30분 전이되면 마음챙김을 한다'와 같이 이프 댄 플랜으로 설정해둬도 효과적이다.

이 책을 어떻게 사용할지는 당신에게 달려 있다. 하지만 난관에 부딪혔을 때 생각할 것은 단 하나 '이 문제에서 진화와 부조화를 일으키는 요소는 무엇인가' 하는 것뿐이다. 항상 인간의 근본으로 되돌아가서 생각하는 한, 길을 잃고 헤맬 일은 없을 것이다.

최고의 컨디션을 위한 첫걸음

마지막으로 이 책의 약점을 고백한다. 인간의 몸과 뇌는 절대로 우리를 행복하게 하기 위해 설계되지 않았다. 모든 생물은 장수와 번영을 목표로 환경의 변화에 적응해왔다. 후세에 유전자만 전달할 수 있다면 수단을 가리지 않으므로 진화의 구조는 우리 개인의 행복이나 불행 따위에는 요만큼도 관심이 없다. 다시 말해서 이 책에서 소개한 방법을 완벽하게 소화한다 해도 당신이 행복해진다고는 단정할 수 없다. 소개한 내용들은 행복으로 향하는 길잡이가 아니라 어디까지나 유전의 부조화로 인해 생기는 불필요한 고통을 줄이기 위한 방법들이다.

물론 결과적으로 행복감이 늘어나는 경우가 많지만 어디까지나 '덤'일 뿐, 유전자에 새겨진 근원적인 불만이나 고통을 완전히 없앨 수는 없다. 붓다가 깨달음을 궁극적인 해결책으로 제시한 까닭은 이 한계를 깨달았기 때문이다.

애초에 인체가 행복을 목표로 설계되지 않았다면 그 시스템을 벗어나야만 진정한 만족을 얻을 수 있다. 이를테면 게임에서 완전히 빠져나와 게임 관리자로 살아가는 길이다. 하지만 안타깝게도 깨달음은 대부분의 사람에게 현실적인 해답이 아니다. 게임에서 벗어나려면 600만 년의 역사를 가진 진화의 규칙을 허물어야 하고, 그러려면 일에서 느끼는 보람이나 따뜻한 가족과 같은 평범한 행복까지도 내려놓을 각오가 필요하다.

그러나 다행히 붓다는 깨달음 외에도 게임 속에서 행복을 최대화하는 방법을 제시했다. 그것이 발고여락拔苦與樂이다. 발고여락은 깨달음과 함께 불교의 기본 이념인데, 글자 그대로 만물의 괴로움을 없애주고 즐거움을 주는 일을 의미한다. 요컨대 붓다는 자신은 물론 타인을 위해 살라고 했다.

이 주장은 정량적인 데이터로도 검증되었다. 타인에 대한 공헌이야말로 인류의 보편적인 가치관임을 밝혀낸 미시간주립대학교의 메타 분석, 행복해지는 유일한 열쇠는 좋은 인간관계라고 결론지은 하버드의 성인 발달 연구, 환자와 교류하면서 일에 대한 열정을 되찾은 미국 미드웨스트 병원의 청소팀, 그리고 언제나 평등을 규칙으로 여기며 동료들을 위해 헌신하는 수렵채집 사회. 저마다 입장은 다르지만 유전자가 정해놓은 규칙 속에서 행복을 최대화하려면 발고여락이 가장 적당한 해답일 것이다.

만일 이 책에서 소개한 문명병이라는 관점을 통해 당신의 문제가 개선된다면, 친구에게도 도움을 주고 그다음에는 주위 사람들에게도 확장해보자. 아인슈타인 박사는 "인간은 무엇을 위해 사나요?"라는 한 학생의 질문에 대수롭지 않다는 듯 이렇게 대답했다고 한다.

"다른 사람에게 도움을 주기 위해서죠. 그걸 몰랐나요?"

여러분의 행복을 기원한다.

Part 1. 우리는 모두 문명병을 앓고 있다

1. 미국 질병통제예방센터의 비만 통계, https://www.cdc.gov/obesity

2. King B. M. (2013) The modern obesity epidemic, ancestral hunter-gatherers, and the sensory/reward control of food intake, https://www.ncbi.nlm.nih.gov/pubmed/23244211

3. Linnell K. J., Caparos S., de Fockert J. W., Davidoff J. (2013) Urbanization decreases attentional engagement, https://www.ncbi.nlm.nih.gov/pubmed/23339348

4. Adrian F. Ward, Kristen Duke, Ayelet Gneezy, and Maarten W. Bos (2017) Brain drain : The mere presence of one's own smartphone reduces available cognitive capacity, https://www.journals.uchicago.edu/doi/abs/10.1086/691462

5. E. Schieffelin (1976) The sorrow of the lonely and the burning of the dancers

6. Brandon H. Hidaka, B. A., MD/PhD Candidate (2006) Depression as a disease of modernity : explanations for increasing prevalence, https://www.ncbi.nlm.nih.gov/pmc/articles/PMC3330161

7. Lee S., Tsang A., Zhang M. Y., Huang Y. Q., He Y. L., Liu Z. R., Shen Y. C., Kessler R. C. (2007) Lifetime prevalence and inter-cohort variation in DSM-IV disorders in metropolitan China, https://www.ncbi.nlm.nih.gov/pubmed/17038208

8. Randolph M. Nesse (2001) How is Darwinian medicine useful?, https://www.ncbi.nlm.nih.gov/pmc/articles/PMC1071402

Part 2. 원인 모를 컨디션 저하는 체내 염증을 의심하라

1. Yasumichi Arai et al. (2016) Inflammation, but not telomere length, predicts successful ageing at extreme old age : a longitudinal study of semi-supercentenarians, https://www.sciencedirect.com/science/article/pii/S2352396415300815

2. Carin Warnoff, Mats Lekander, Tomas Hemmingsson, Kimmo Sorjonen, Bo Melin, Anna Andreasson (2017) Is poor self-rated health associated with low-grade inflammation in 43110 late adolescent men of the general population? A cross-sectional study, https://bmjopen.bmj.com/content/6/4/e009440

3. Elliot S. Valenstein (2001) Blaming the brain : the truth about drugs and mental health, https://www.researchgate.net/publication/263918984_Blaming_the_brain_The_truth_about_drugs_and_mental_health

4. Sara Jiménez-Fernández et al. (2015) Oxidative stress and antioxidant parameters in patients With major depressive disorder compared to healthy controls before and after antidepressant treatment : results from a meta-analysis, https://www.psychiatrist.com/JCP/article/Pages/2015/v76n12/v76n1216.aspx

5. Lindeberg S., Nilsson-Ehle P., Terént A., Vessby B., Scherstén B. (1994) Cardiovascular risk factors in a melanesian population apparently free from stroke and ischaemic heart disease : the Kitava study, https://www.ncbi.nlm.nih.gov/pubmed/8077891

6. Lindeberg S., Eliasson M., Lindahl B., Ahrén B. (1999) Low serum insulin in

traditional pacific islanders-the Kitava study, https://www.ncbi.nlm.nih.gov/pubmed/10535381

7. ダニエル E. リーバーマン,《人体六〇〇万年史 上——科学が明かす進化・健康・疾病》(早川書房)〔국내 번역서 :《우리 몸 연대기》(대니얼 리버먼, 웅진지식하우스, 2018)〕

8. 일본 국민 생활시간 조사, https://www.nhk.or.jp/bunken/summary/yoron/lifetime/pdf/110223.pdf

9. Michael R. Irwin et al. (2016) Sleep disturbance, sleep duration, and inflammation : a systematic review and meta-analysis of cohort studies and experimental sleep deprivation, https://www.ncbi.nlm.nih.gov/pubmed/26140821

10. Jerome Siegel (2015) Natural sleep and its seasonal variations in three pre-industrial societies, https://www.cell.com/current-biology/fulltext/S0960-9822(15)01157-4

11. Lopez-Garcia E. et al. (2005) Consumption of trans fatty acids is related to plasma biomarkers of inflammation and endothelial dysfunction, https://www.ncbi.nlm.nih.gov/pubmed/15735094

12. Julianne Holt-Lunstad, Timothy B. Smith, Mark Baker (2015) Loneliness and social isolation as risk factors for mortality a meta-analytic review, https://journals.sagepub.com/doi/pdf/10.1177/1745691614568352

Part 3. 불안을 극복해야 기량을 높일 수 있다

1. A. J. Baxter (2013) Global prevalence of anxiety disorders : a systematic review and meta-regression, https://www.ncbi.nlm.nih.gov/pubmed/22781489

2. Robert Burton (1621) The Anatomy of Melancholy

3. Borwin Bandelow (2015) Epidemiology of anxiety disorders in the 21st century, https://www.ncbi.nlm.nih.gov/pmc/articles/PMC4610617

4. Supriya Ghosh (2013) Functional connectivity from the amygdala to the hippocampus grows stronger after stress, http://www.jneurosci.org/content/33/17/7234/tab-article-info

5. Tomar A., Polygalov D., Chattarji S., McHugh T. J. (2015) The dynamic impact of repeated stress on the hippocampal spatial map, https://www.ncbs.res.in/content/dynamic-impact-repeated-stress-hippocampal-spatial-map

6. The world mental health survey initiative, https://www.hcp.med.harvard.edu/wmh/index.php

7. Amy Arnsten (2012) Everyday stress can shut down the brain's chief command center association between psychological distress and mortality : individual participant pooled analysis of 10 prospective cohort studies, http://www.mc3cb.com/pdf_articles_interest_physiology/2012_4_10_Stress_Shut_%20Down_Brain.pdf

8. Pittenger C., Duman R. S. (2008) Stress, depression, and neuroplasticity : a convergence of mechanisms, https://www.ncbi.nlm.nih.gov/pubmed/17851537

9. The evolution of human aggression : lessons for today's conflicts, https://archive.unews.utah.edu/news_releases/the-evolution-of-human-aggression

10. Marcial Losada, Emily Heaphy (2004) The role of positivity and connectivity in the performance of business teams a nonlinear dynamics model, https://journals.sagepub.com/doi/10.1177/0002764203260208

11. Jared Diamond (1987) The worst mistake in the history of the human race, http://www.ditext.com/diamond/mistake.html

12. ジョン・S.ムビティ (1970)《アフリカの宗教と哲学》(りぶらりあ選書) 〔국내 번역서 :《아프리카 종교와 철학》(존 음비티 지음, 지식을만드는지식, 2012)〕

13. Hugh Brody (2001) The other side of eden : hunters, farmers and the shaping of the world

14. Gul Deniz Salali (2015) Future discounting in congo basin hunter-gatherers declines with socio-economic transitions, https://journals.plos.org/plosone/article?id=10.1371/journal.pone.0137806

Part 4. 쉽게 피로감을 느낀다면 장 건강을 챙겨라

1. 長尾陽子, 中野昭一 編,《栄養学総論》(医歯薬出版)

2. Mark Lyte (2013) Microbial endocrinology and nutrition : a perspective on new mechanisms by which diet can influence gut-to-brain communication, https://www.sciencedirect.com/science/article/pii/S2213434412000084

3. My Young Yoon et al. (2014) Protective role of gut commensal microbes against intestinal infections, https://link.springer.com/article/10.1007%2Fs12275-014-4655-2

4. Shinji Fukuda et al. (2011) Bifidobacteria can protect from enteropathogenic infection through production of acetate, https://www.nature.com/articles/nature09646

5. Stephan C. Bischoff, Giovanni Barbara, Wim Buurman, Theo Ockhuizen, Jörg-Dieter Schulzke, Matteo Serino, Herbert Tilg, Alastair Watson, and Jerry M Wells (2014) Intestinal permeability - a new target for disease prevention and therapy, https://www.ncbi.nlm.nih.gov/pmc/articles/PMC4253991

6. Ludovic Giloteaux et al. (2016) Reduced diversity and altered composition of the gut microbiome in individuals with myalgic encephalomyelitis/chronic fatigue syndrome, https://microbiomejournal.biomedcentral.com/articles/10.1186/s40168-016-0171-4

7. Andrew H. Moeller et al. (2016) Cospeciation of gut microbiota with hominids, http://science.sciencemag.org/content/353/6297/380

8. H. Okada, C. Kuhn, H. Feillet, and J-F Bach (2010) The 'hygiene hypothesis' for autoimmune and allergic diseases : an update, https://www.ncbi.nlm.nih.gov/pmc/articles/PMC2841828

9. Graham A. W. Rook (2008) The changing microbial environment and chronic inflammatory disorders, https://aacijournal.biomedcentral.com/articles/10.1186/1710-1492-4-3-117

10. Jose C. Clemente et al. (2015) The microbiome of uncontacted Amerindians, http://advances.sciencemag.org/content/1/3/e1500183

11. Loren Cordain (2002) The nutritional characteristics of a contemporary diet based upon paleolithic food groups, https://www.researchgate.net/publication/237630815_The_Nutritional_Characteristics_of_a_Contemporary_Diet_Based_Upon_Paleolithic_Food_Groups

12. Dethlefsen L. (2008) The pervasive effects of an antibiotic on the human gut microbiota, as revealed by deep 16S rRNA sequencing, https://www.ncbi.nlm.nih.gov/pubmed/19018661

13. M. P. Francino (2015) Antibiotics and the human gut microbiome : dysbioses and accumulation of resistances, https://www.ncbi.nlm.nih.gov/pmc/articles/PMC4709861

14. Safety and effectiveness of consumer antiseptics ; Topical antimicrobial drug products for over-the-counter human use, https://www.federalregister.gov/documents/2016/09/06/2016-21337/safety-and-effectiveness-of-consumer-antiseptics-topical-antimicrobial-drug-products-for

15. AMERICAN ACADEMY OF PEDIATRICS (1998) Toxic effects of indoor molds committee on environmental health, http://pediatrics.aappublications.org/content/101/4/712

16. James J. Pestka, Iwona Yike, Dorr G. Dearborn, Marsha D. W. Ward, Jack R. Harkema (2007) Stachybotrys chartarum, trichothecene mycotoxins, and damp building–related illness : new insights into a public health enigma, https://academic.oup.com/toxsci/article/104/1/4/1717327

17. Ritchie Shoemaker (2010) Surviving mold : life in th era of dangerous buildings, https://www.amazon.co.jp/Surviving-Mold-Life-Dangerous-Buildings/dp/0966553551/ref=tmm_pap_swatch_0?_encoding=UTF8&qid=1502690847&sr=8-1

18. https://www.nap.edu/author/FFC/division-on-engineering-and-physical-sciences/federal-facilities-council

19. Eva M. Selhub et al. (2014) Fermented foods, microbiota, and mental health : ancient practice meets nutritional psychiatry, https://www.ncbi.nlm.nih.gov/

pmc/articles/PMC3904694/?report=classic

20. Sabita S. Soedamah-Muthu et al. (2013) Consumption of dairy products and associations with incident diabetes, CHD and mortality in the Whitehall II study, https://www.cambridge.org/core/journals/british-journal-of-nutrition/article/consumption-of-dairy-products-and-associations-with-incident-diabetes-chd-and-mortality-in-the-whitehall-ii-study/59BF48835467CB038B39797491848859

21. Kirsten Tillisch et al. (2013) Consumption of fermented milk product with probiotic modulates brain activity, https://www.gastrojournal.org/article/S0016-5085(13)00292-8/fulltext

22. Wu X. D. et al. (2018) Effects of perioperative supplementation with pro-/synbiotics on clinical outcomes in surgical patients : A meta-analysis with trial sequential analysis of randomized controlled trials, https://www.ncbi.nlm.nih.gov/pubmed/27836310

23. Dennis-Wall J. C. et al. (2017) Probiotics (Lactobacillus gasseri KS-13, Bifidobacterium bifidum G9-1, and Bifidobacterium longum MM-2) improve rhinoconjunctivitis-specific quality of life in individuals with seasonal allergies : a double-blind, placebo-controlled, randomized trial, https://www.ncbi.nlm.nih.gov/pubmed/28228426

24. Steenbergen L. et al. (2015) A randomized controlled trial to test the effect of multispecies probiotics on cognitive reactivity to sad mood, https://www.ncbi.nlm.nih.gov/pubmed/25862297

25. Ford A. C. et al. (2014) Efficacy of prebiotics, probiotics, and synbiotics in irritable bowel syndrome and chronic idiopathic constipation : systematic review and meta-analysis, https://www.ncbi.nlm.nih.gov/pubmed/25070051

26. Paul G. Shekelle et al. (2012) Probiotics for the prevention and treatment of antibiotic-associated diarrhea a systematic review and meta-analysis, https://www.rand.org/pubs/external_publications/EP201200103.html

27. Liu L. et al. (2015) Fiber consumption and all-cause, cardiovascular, and cancer mortalities : a systematic review and meta-analysis of cohort studies, https://

www.ncbi.nlm.nih.gov/pubmed/25382817

28. 薬理と治療（2014）42（2）:115-121

29. Shulman R. J. et al.（2017）Psyllium fiber reduces abdominal pain in children with irritable bowel syndrome in a randomized, double-blind trial, https://www.ncbi.nlm.nih.gov/pubmed/27080737

30. Gibb R. D. et al.（2015）Psyllium fiber improves glycemic control proportional to loss of glycemic control : a meta-analysis of data in euglycemic subjects, patients at risk of type 2 diabetes mellitus, and patients being treated for type 2 diabetes mellitus, https://www.ncbi.nlm.nih.gov/pubmed/26561625

31. Parnell J. A.（2009）Weight loss during oligofructose supplementation is associated with decreased ghrelin and increased peptide YY in overweight and obese adults, https://www.ncbi.nlm.nih.gov/pubmed/19386741

32. Shen D. et al.（2017）Positive effects of resistant starch supplementation on bowel function in healthy adults : a systematic review and meta-analysis of randomized controlled trials, https://www.ncbi.nlm.nih.gov/pubmed/27593182

33. I spent three days as a hunter-gathererto see if it would improve my gut health, https://theconversation.com/i-spent-three-days-as-a-hunter-gatherer-to-see-if-it-would-improve-my-gut-health-78773

Part 5. 자연과 친구를 활용해 삶의 질을 높이는 환경을 설계하라

1. Ernest Baskin et al.（2016）Proximity of snacks to beverages increases food consumption in the workplace : a field study, https://www.sciencedirect.com/science/article/pii/S0195666316301465

2. Kristen Berman（2015）How startups should use behavioral economics, https://techcrunch.com/2015/12/07/how-startups-should-use-behavioral-economics

3. M. Dyble et al.（2015）Sex equality can explain the unique social structure of hunter-gatherer bands, http://science.sciencemag.org/content/348/6236/796

4. An overview of child well-being in rich countries, https://www.unicef-irc.org/

publications/pdf/rc7_eng.pdf

5. Miles Richardson et al. (2016) Joy and calm : how an evolutionary functional model of affect regulation informs positive emotions in nature, https:// link.springer.com/article/10.1007/s40806-016-0065-5?wt_mc=Affiliate. CommissionJunction.3.EPR1089.DeepLink&utm_medium=affiliate&utm_ source=commission_junction&utm_campaign=3_nsn6445_deeplink&utm_ content=deeplink

6. Holt-Lunstad J. et al. (2010) Social relationships and mortality risk : a meta-analytic review, https://www.ncbi.nlm.nih.gov/pubmed/20668659

7. STUDY OF ADULT DEVELOPMENT, https://www.adultdevelopmentstudy. org/grantandglueckstudy

8. Magdalena M. H. E. van den Berg et al. (2015) Autonomic nervous system responses to viewing green and built settings : differentiating between sympathetic and parasympathetic activity, https://www.ncbi.nlm.nih.gov/pmc/articles/ PMC4690962

9. Tina Bringslimark et al. (2007) Psychological benefits of indoor plants in workplaces : putting experimental results into context, https://journals.ashs.org/ hortsci/view/journals/hortsci/42/3/article-p581.xml

10. Tove Fjeld et al. (1998) The effect of indoor foliage plants on health and discomfort symptoms among office workers, https://journals.sagepub.com/ doi/abs/10.1177/1420326X9800700404

11. Haslam, S. Alexander et al. (2014) The relative benefits of green versus lean office space : three field experiments, https://psycnet.apa.org/record/2014-30837-001

12. NASA, 〈クリーンシェア研究〉, https://ntrs.nasa.gov/archive/nasa/casi.ntrs.nasa. gov/19930073077.pdf

13. Danielle F. Shanahan et al. (2016) Health benefits from nature experiences depend on dose, https://www.nature.com/articles/srep28551

14. Sebastian Schwarz et al. (2016) To restore health, "Do we have to go back to the future?" the impact of a 4-day paleolithic lifestyle change on human

metabolism - a pilot study, https://jevohealth.com/journal/vol1/iss1/12/#.
Vtb89qppX8Q.facebook

15. Leo Pruimboom et al. (2016) Influence of a 10-day mimic of our ancient lifestyle on anthropometrics and parameters of metabolism and inflammation : the "study of origin", https://www.hindawi.com/journals/bmri/2016/6935123/abs

16. Jari Saramäki et al. (2014) Persistence of social signatures in human communication, https://www.pnas.org/content/111/3/942.short

17. Daniel J. Hruschka (2010) Friendship : development, ecology, and evolution of a relationship

18. Robert F. Bornstein (1989) Exposure and affect : overview and meta-analysis of research, 1968–1987, https://www.researchgate.net/publication/232497059_Exposure_and_Affect_Overview_and_Meta-Analysis_of_Research_1968-1987

19. Eiluned Pearce et al. (2016) Is group singing special? health, well-being and social bonds in community-based adult education classes, https://onlinelibrary.wiley.com/doi/abs/10.1002/casp.2278

20. Wiltermuth S. S. (2009) Synchrony and cooperation, https://www.ncbi.nlm.nih.gov/pubmed/19152536

21. DeScioli P. (2009) The alliance hypothesis for human friendship, https://www.ncbi.nlm.nih.gov/pubmed/19492066

22. Gary Wood (2012) Unlock your confidence : find the keys to lasting change through the confidence karma method

Part 6. 몸의 스트레스 대응 시스템을 단련하라

1. Critchley H. D. et al. (2005) Mental stress and sudden cardiac death : asymmetric midbrain activity as a linking mechanism, https://www.ncbi.nlm.nih.gov/pubmed/15496434

2. Sheldon Cohen et al. (2012) Chronic stress, glucocorticoid receptor resistance,

inflammation, and disease risk, https://www.ncbi.nlm.nih.gov/pmc/articles/
PMC3341031

3. Webb T. L. et al. (2012) Dealing with feeling : a meta-analysis of the effectiveness
   of strategies derived from the process model of emotion regulation, https://
   www.ncbi.nlm.nih.gov/pubmed/22582737

4. James J. Gross (2015) Handbook of emotion regulation

5. Sleep disorders and sleep deprivation : an unmet public health problem (2006),
   https://www.nap.edu/read/11617/chapter/5

6. Maurice Ohayon et al. (2017) National sleep foundation's sleep quality
   recommendations : first report, https://www.sleephealthjournal.org/article/
   S2352-7218(16)30130-9/fulltext

7. Ellen R. Stothard et al. (2017) Circadian entrainment to the natural light-dark
   cycle across seasons and the weekend, https://www.cell.com/current-biology/
   fulltext/S0960-9822(16)31522-6

8. David J. W. Evans et al. (2015) Non-pharmacological interventions for sleep
   promotion in the intensive care unit, https://www.cochranelibrary.com/cdsr/
   doi/10.1002/14651858.CD008808.pub2/full

9. Carr R. et al. (2007) Long-term effectiveness outcome of melatonin therapy in
   children with treatment-resistant circadian rhythm sleep disorders, https://www.
   ncbi.nlm.nih.gov/pubmed/17910603

10. Bonnet M. H. (1991) The effect of varying prophylactic naps on performance,
    alertness and mood throughout a 52-hour continuous operation, https://www.
    ncbi.nlm.nih.gov/pubmed/1947593

11. Catherine E. Milner et al. (2009) Benefits of napping in healthy adults :
    impact of nap length, time of day, age, and experience with napping, https://
    onlinelibrary.wiley.com/doi/full/10.1111/j.1365-2869.2008.00718.x

12. Gandhi Yetish et al. (2015) Natural sleep and its seasonal variations in three
    pre-industrial societies, https://www.cell.com/current-biology/fulltext/S0960-
    9822(15)01157-4

13. Kate Brokaw et al. (2016) Resting state EEG correlates of memory consolidation, https://www.sciencedirect.com/science/article/pii/S1074742716000204

14. Reyner L. A. et al. (1997) Suppression of sleepiness in drivers : combination of caffeine with a short nap, https://www.ncbi.nlm.nih.gov/pubmed/9401427

15. Mitsuo Hayashi et al. (2003) The alerting effects of caffeine, bright light and face washing after a short daytime nap, https://www.sciencedirect.com/science/article/pii/S1388245703002554

16. David A. Raichlen et al. (2016) Physical activity patterns and biomarkers of cardiovascular disease risk in hunter-gatherers, https://onlinelibrary.wiley.com/doi/full/10.1002/ajhb.22919

17. Northey J. M. et al. (2018) Exercise interventions for cognitive function in adults older than 50 : a systematic review with meta-analysis, https://www.ncbi.nlm.nih.gov/pubmed/28438770

18. von Haaren B. et al. (2016) Does a 20-week aerobic exercise training programme increase our capabilities to buffer real-life stressors? A randomized, controlled trial using ambulatory assessment, https://www.ncbi.nlm.nih.gov/pubmed/26582310

19. Becker M. W. et al. (2013) Media multitasking is associated with symptoms of depression and social anxiety, https://www.ncbi.nlm.nih.gov/pubmed/23126438

20. Norman Doidge (2007) The brain that changes itself : stories of personal triumph from the frontiers of brain science [국내 번역서 : 《기적을 부르는 뇌》(노먼 도이지 지음, 지호, 2008)]

21. I'm still here : back online after a year without the internet, https://www.theverge.com/2013/5/1/4279674/im-still-here-back-online-after-a-year-without-the-internet

22. Kostadin Kushlev et al. (2015) Checking email less frequently reduces stress, https://www.sciencedirect.com/science/article/pii/S0747563214005810

Part 7. 자신의 가치관을 파악하고 그것에 따른 삶을 살아라

1. Ersner-Hershfield H. et al. (2009) Don't stop thinking about tomorrow : Individual differences in future self-continuity account for saving, https://www. ncbi.nlm.nih.gov/pubmed/19774230

2. ヴィクト__ル・E・フランクル, 《夜と霧 新版》(みすず書房)〔국내 번역서 : 《죽음의 수용소에서》(빅터 프랭클 지음, 청아출판사, 2005)〕

3. Patrick L. Hill, Nicholas A. et al. (2014) Purpose in life as a predictor of mortality across adulthood, https://journals.sagepub.com/doi/abs/10.1177/0956797614531799

4. A-Tjak J. G. et al. (2015) A meta-analysis of the efficacy of acceptance and commitment therapy for clinically relevant mental and physical health problems, https://www.ncbi.nlm.nih.gov/pubmed/25547522

5. Rogers J. M. et al. (2017) Mindfulness-based interventions for adults who are overweight or obese : a meta-analysis of physical and psychological health outcomes, https://www.ncbi.nlm.nih.gov/pubmed/27862826

6. 坂野朝子, 武藤崇 (2012) 〈価値〉の機能とは何か : 実証に基づく価値研究についての展望, http://pscenter.doshisha.ac.jp/journal/PDF/Vol2/p69-.pdf

7. Kelly G. Wilson et al. (2017) The valued living questionnaire : defining and measuring valued action within a behavioral framework, https://link.springer.com/article/10.1007/BF03395706#citeas

8. Brian R. Little (2017) Personal project pursuit : goals, action, and human flourishing, https://www.amazon.co.jp/Personal-Project-Pursuit-Action-Flourishing-ebook/dp/B075WV6K47/ref=sr_1_1?ie=UTF8&qid=1531314677&sr=8-1&keywords=Personal+Project+Pursuit

9. Humphrey, S. E., Nahrgang, J. D., & Morgeson, F. P. (2007) Integrating motivational, social, and contextual work design features : a meta-analytic summary and theoretical extension of the work design literature, https://psycnet.apa.org/record/2007-12832-011

Part 8. 죽음에 대한 불안을 내려놓아라

1. K. E. Vail, J. Juhl, J. Arndt, M. Vess, C. Routledge, B. T. Rutjens. (2012) When death is good for life : considering the positive trajectories of terror management, https://journals.sagepub.com/doi/10.1177/1088868312440046

2. Landau M. J. et al. (2004) Deliver us from evil : the effects of mortality salience and reminders of 9/11 on support for President George W. Bush, https://www.ncbi.nlm.nih.gov/pubmed/15359017

3. Levasseur O. et al. (2015) The multidimensional mortality awareness measure and model : development and validation of a new self-report questionnaire and psychological framework, https://www.ncbi.nlm.nih.gov/pubmed/26036058

4. Jamie Arndt et al. (2006) Death can be good for your health : fitness intentions as a proximal and distal defense against mortality salience, https://onlinelibrary.wiley.com/doi/abs/10.1111/j.1559-1816.2003.tb01972.x

5. Sheldon Solomon, Jeff Greenberg, Tom Pyszczynski (2015) The worm at the core : on the role of death in Life [국내 번역서 :《슬픈 불멸주의자》(셸던 솔로몬, 제프 그린버그, 톰 피진스키 지음, 흐름출판, 2016)]

6. 原 ひろ子,《ヘヤー・インディアンとその世界(해어 인디언의 세계)》(平凡社)

7. 土佐林義雄 (1952) 〈アイヌ民族の墓標〉《民族学研究》第16巻 第3・4号, https://ci.nii.ac.jp/naid/110001835627

8. 中村元,《ブッダの 真理のことば　感興のことば》(岩波文庫)

9. Stellar, Jennifer E. et al. (2015) Positive affect and markers of inflammation : discrete positive emotions predict lower levels of inflammatory cytokines, https://psycnet.apa.org/doiLanding?doi=10.1037%2Femo0000033

10. Rudd M. et al. (2012) Awe expands people's perception of time, alters decision making, and enhances well-being, https://www.ncbi.nlm.nih.gov/pubmed/22886132

11. Shanshan Li, ScD et al. (2016) Association of religious service attendance with mortality among women, https://jamanetwork.com/journals/jamainternalmedicine/fullarticle/2521827

12. Wu A. et al. (2015) Religion and completed suicide : a meta-analysis, https://www.ncbi.nlm.nih.gov/pubmed/26110867

13. Jim H. S. et al. (2015) Religion, spirituality, and physical health in cancer patients : A meta-analysis, https://www.ncbi.nlm.nih.gov/pubmed/26258868

14. Dacher Keltner & Jonathan Haidt (2010) Approaching awe, a moral, spiritual, and aesthetic emotion, https://www.tandfonline.com/doi/abs/10.1080/02699930302297

15. Madhav Goyal (2014) Meditation programs for psychological stress and well-being a systematic review and meta-analysis, https://jamanetwork.com/journals/jamainternalmedicine/fullarticle/1809754

16. Eric B. Loucks et al. (2015) Positive associations of dispositional mindfulness with cardiovascular health : the new england family study, https://link.springer.com/article/10.1007/s12529-014-9448-9

17. Adam W. Hanley et al. (2015) Washing dishes to wash the dishes : brief instruction in an informal mindfulness practice, https://link.springer.com/article/10.1007/s12671-014-0360-9

18. Hendrik Mothes et al. (2014) Regular aerobic exercise increases dispositional mindfulness in men : a randomized controlled trial, https://www.sciencedirect.com/science/article/abs/pii/S1755296614000076#!

Part 9. 인생의 모든 일을 놀이화하라

1. Lee, Richard B. (2003) The Dobe Ju/'Hoansi(case studies in cultural anthropology)

2. Peter Gray (2015) Free to learn : why unleashing the instinct to play will make our children happier, more self-reliant, and better students for life 〔국내 번역서 : 《언스쿨링》 (피터 그레이 지음, 박영스토리, 2015)〕

3. Stephen J. Suomi (2011) Risk, resilience, and gene-environment interplay in

primates, https://www.ncbi.nlm.nih.gov/pmc/articles/PMC3222572

4. Proyer R. T. et al. (2014) Playfulness over the lifespan and its relation to happiness : results from an online survey, https://www.ncbi.nlm.nih.gov/pubmed/23982439

5. P. S. Tiwari et al. (2005) Evaluation of work-rest schedules during operation of a rotary power tiller, https://www.sciencedirect.com/science/article/abs/pii/S0169814105001538

6. Wolfram Boucsein et al. (1997) Design of work/rest schedules for computer work based on psychophysiological recovery measures, https://www.sciencedirect.com/science/article/abs/pii/S0169814196000315

7. J. D. Meier (2011) Getting results the agile way : a personal results system for work and life

8. Jeffrey N. Rouder et al. (2008) An assessment of fixed-capacity models of visual working memory, https://www.pnas.org/content/105/16/5975.full

9. Caleb Everett (2017) Numbers and the making of us : counting and the course of human cultures

10. Peter M. Gollwitzer et al. (2006) Implementation intentions and goal achievement : a meta-analysis of effects and processes, https://www.researchgate.net/publication/37367696_Implementation_Intentions_and_Goal_Achievement_A_Meta-Analysis_of_Effects_and_Processes

11. Luxi Shen et al. (2017) Numerical nudging : using an accelerating score to enhance performance, https://journals.sagepub.com/doi/abs/10.1177/0956797617700497

12. Vohs, Kathleen D., Baumeister, Roy F. (2017) Handbook of self-regulation research : research, theory, and applications, pp. 211-228

13. Kimberly D. Tanner (2012) Promoting student metacognition, https://www.ncbi.nlm.nih.gov/pmc/articles/PMC3366894

옮긴이 정세영

대학에서 일본어를 전공하고 일본계 기업과 디자인 회사에서 사회 경험을 쌓았다. 삶의 지혜가
담긴 책과 시야를 넓혀주는 언어를 스승처럼, 친구처럼 여겨왔다. 지금은 바른번역 회원으로
활동하고 있으며 책과 언어에 둘러싸여 저자와 독자의 징검다리 역할에 전념하고 있다.

오늘부터 나는 최고의 컨디션

2019년 6월 20일 초판 1쇄 발행

지 은 이 | 스즈키 유
옮 긴 이 | 정세영
펴 낸 이 | 서장혁
책임편집 | 김민정
디 자 인 | 정인호
마 케 팅 | 한승훈, 안영림, 최은성

펴 낸 곳 | 토마토출판사
주　　소 | 경기도 파주시 회동길 216 2층
T E L | 1544-5383
홈페이지 | www.tomato4u.com
E-mail | support@tomato4u.com
등　　록 | 2012. 1. 1.
I S B N | 979-11-85419-92-3 (03510)